Hendrik Hannes

Lexikon

Nahrungsergänzungs- mittel im Trend

Die derzeit beliebtesten und
wirkungsvollsten Nahrungsergänzungsmittel
kurz und übersichtlich

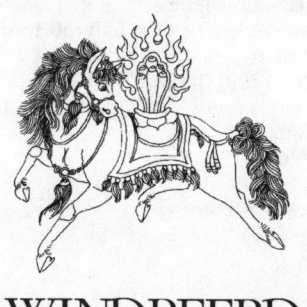

WINDPFERD

Wichtiger Hinweis: Die in diesem Buch vorgestellten Informationen sind sorgfältig recherchiert und wurden nach bestem Wissen und Gewissen weitergegeben. Dennoch übernehmen Autor und Verlag keinerlei Haftung für Schäden irgendeiner Art, die direkt aus der Anwendung oder Verwendung der Angaben in diesem Buch entstehen. Die Informationen in diesem Buch sind für Interessierte zur Weiterbildung gedacht.

1. Auflage 1999 – Basisausgabe –
©1999 by Windpferd Verlagsgesellschaft mbH, Aitrang
Alle Rechte vorbehalten
Umschlaggestaltung: Kuhn Grafik, Zürich,
unter Verwendung eines Fotos von Ulla Meyer-Raichle
Lektorat: Brigitte Gabler
Korrektorat: Gabriele Wurff
Layoutkonzeption: Schneelöwe, Aitrang
Herstellung: Schneelöwe, Aitrang

ISBN 3-89385-309-X

Printed in Germany

Inhaltsverzeichnis

Vorwort

Liebe Leserin, lieber Leser!

Seit etwa zehn Jahren befindet sich der Nahrungsergänzungsmarkt in stetiger Aufwärtsentwicklung. Dennoch hat dieser sehr junge Markt eine Unmenge von Schwierigkeiten zu bewältigen, um den Verbraucher über die immense Vielfalt an Produkten und deren Wirkungsweise zu informieren. Die IG Farben war es, die ein Verbot zur „Auslobung von Vitalstoffen" durchsetzte und dieses ist bis zum heutigen Tage gültig.

Sie können sich sicher vorstellen, daß es für den Anbieter eines in unseren Breiten noch gänzlich unbekannten Produktes aus diesem Grunde sehr schwer ist, dem Interessenten die notwendigen Informationen zu vermitteln, die sich hauptsächlich auf die famosen Wirkstoffe der einzelnen Pflanzen stützen. Aus diesem Grunde habe ich mich entschlossen, ein Buch zu schreiben, das in kurzer und prägnanter Weise Informationen über die Geschichte, die volkstümlichen Anwendungen und die Vitalstoffe der Heilpflanzen aus aller Welt vermitteln soll. Es soll jedem die Möglichkeit geben, mit den vorgegebenen Informationen selbst weitere Recherchen anzustrengen und das Produkt zu finden, das für den einzelnen am hilfreichsten ist. Daneben ist es ein Leitfaden durch die derzeit gängigsten Produkte aus Apotheke oder Reformhaus, der Ihnen ermöglichen soll, mit den sanften Heilern aus allen Teilen der Welt zu experimentieren, vor allem mit denen, die Sie noch nicht kennen.

Das Hauptziel aber ist es, Klarheit in das Dickicht von Informationen zu bringen. Dies ist sehr wichtig, weil vor allem die volksmedizinischen Heilpflanzen ein unwahrscheinlich breites Wirkungsspektrum haben, das in den verschiedenen Auslobungen der Anbieter sehr unterschiedlich dargestellt wird. Oftmals liegt dies nicht an der Laune oder der Marketingstrategie der Anbieter, sondern vielmehr daran, daß die Heilpflanzen je nach Ursprungsgebiet traditionell sehr unterschiedlich genutzt wurden. Ich habe deshalb bei der Beschreibung der Vitalstoffe und der pflanzeneigenen, individuellen Wirkstoffe vor allem die wissenschaftlichen Auswertungen vieler namhafter, internationaler Institute als Basis der Indikation angegeben, wobei ich Ihnen keinesfalls auch die traditionelle Volksanwendung vorenthalten möchte.

Obwohl ich an der volkstümlichen Anwendung nicht zweifle, möchte ich diese jedoch von der wissenschaftlich erfaßten deutlich trennen, da beide auf sehr verschiedenen Prinzipien aufgebaut sind. In der traditionellen Anwendung wurde die Heilpflanze durch den Versuch am Menschen selbst entdeckt und konnte sich nur deshalb in der teilweise mehrere tausend Jahre alten Tradition etablieren, weil sich eine Wirksamkeit einstellte, die man dann mündlich von Generation zu Generation weitergab. Dabei spielte es für die Menschen ehemals keine Rolle, welche Inhaltsstoffe analysiert werden können und wie und warum diese wirken. Ein Ursache-Wirkungsprinzip, wie es heute gefordert wird, gab es damals nicht, da ausnahmslos alle Heilpflanzen hauptsächlich nur einem Zwecke dienten, nämlich der Prophylaxe. Demzufolge hat man auch nur die Pflanzen verwendet, die trotz täglicher Anwendung und in verschieden hohen Konzentrationen keine schädlichen Nebenwirkungen hatten. Damit bietet die traditionelle Nahrungsergänzung ein Maximum an Sicherheit, denn kein anderes Arzneimittel auf der Welt wurde so lange und ausgiebig getestet

Diese Form der Nahrungsergänzung verhilft Ihnen nicht nur zu mehr Lebensqualität durch gesundheitliches Wohlbehagen und damit auch zu erhöhter Leistungsbereitschaft, sondern stellt das natürliche Körperbewußtsein Schritt für Schritt wieder her. Die wunderbaren Naturheiler wirken ganzheitlich, also auf Körper, Geist und Seele und gleichen zudem vorhandene Vitalstoffdefizite aus. Damit beinhalten sie alle Grundlagen, die man benötigt, um bei bester Gesundheit zu bleiben. Die wundersamen Heiler haben sich aber auch als hervorragende Helfer erwiesen, die eine bestehende medikamentöse Therapie sinnvoll und sehr effizient begleiten. Außerdem können sie in vielen Fällen die Dauer der Rekonvaleszenz erheblich verkürzen und ersparen dem Patienten somit lange Liegezeiten, unnötige Schmerzen und Komplikationen.

Mein Hauptaugenmerk habe ich jedoch auf den prophylaktischen Hintergrund gerichtet. Bedenkt man nämlich, daß die ersten Nutzer der Heilpflanzen diese vordergründig zur Vorbeugung anwendeten, so wird schnell klar, wie paradox es in vielen Fällen ist, krank zu werden. Versucht man ernsthaft, die Ursprünge einer aufgetretenen Krankheit auszumachen, dann muß man sich ehrlicherweise nur allzu oft eingestehen, daß der Krankheit meist schon lange Zeit zuvor gravierende Fehler in der Ernährung, im Umgang mit Alltagsstreß oder auch in der Handhabung körperlicher Kraftressourcen zugrunde lagen.

Genau hier soll die volksheilkundliche Nahrungsergänzung ansetzen. Sie soll das natürliche Körpergefühl vermitteln, Signale bewußt machen und das organische Kraftwerk einerseits mit Energie versorgen, andererseits vor schädlichen äußeren Einflüssen schützen.

In den Anfängen der volksheilkundlichen Anwendungen konnten es sich die kleinen Lebensgemeinschaften nicht leisten, zu erkranken, da jeder existentiell wichtig für die Gemeinschaft war und somit jede Schwächung der eigenen Kraft eine Gefahr für das Fortbestehen der kleinen Parzellen war. Viel mehr als heute spielten damals auch Faktoren eine Rolle, die für uns inzwischen weitgehend an Bedeutung verloren haben. Zu nennen wären hier beispielsweise die schlechte Hygiene und die Tatsache, daß die Menschen fast ungeschützt den gnadenlosen Witterungsverhältnissen ausgesetzt waren.

Heute haben wir einen sehr hohen Hygienestandard und ein Dach über dem Kopf. Auch die Nahrungsbeschaffung und die daraus resultierende Vitalstoffzufuhr ist kein Problem mehr für den Menschen der Gegenwart. Doch hat dies auch eine Kehrseite. Eben durch den hohen Hygiene-standard wird das eigene Immunsystem faul und sein Leistungspotential geht merklich zurück. Witterungsverhältnisse tangieren uns nur noch peripher, dafür aber die zunehmende Luftverschmutzung, der wachsende Alltagsstreß, die schädliche Zufuhr von Genußgiften, einseitige und falsche Ernährung und der Interpretationsverlust körpereigener Signale.

Die allgegenwärtige Pharmakologie, die für alle Leiden und Gebrechen ein schnell wirksames Mittel parat hat, macht es dem heutigen Menschen zwar bei der Beseitigung unangenehmer Signalsymptome sehr einfach, doch nimmt sie ihm damit auch die Chance, die Signale richtig zu deuten und entsprechende Veränderungen herbeizuführen. Gerade diese Veränderungen sind wichtig, wenn man bedenkt, daß annähernd jede Krankheit einen Entwicklungsverlauf von mehreren Jahren hat, bis sie in Form offensichtlicher Krankheitssymptome sichtbar wird. Desweiteren belasten die allermeisten Arzneimittel den Körper noch zusätzlich.

Am Anfang und während der Entwicklungsphase einer Krankheit kann die sanfte volksmedizinische Anwendung meist den Krankheitsverlauf noch positiv beeinflussen, wohingegen nach Ausbruch nur noch der Arzt unter Zuhilfenahme entsprechender Arzneien schnelle Hilfe bringen kann. Außerdem entsteht ein erhöhter Vitalstoffbedarf aufgrund der medikamentösen Behandlung, da die allermeisten verabreichten Arzneimittel schädliche Rückstände im Körper hinterlassen.

Würde man auf seine Körpersignale hören und demgemäß agieren, dann wäre das Schreckgespenst Krankheit gebannt. Dazu steht dem Menschen auch noch ein Naturgeschenk zur Verfügung, von dem er jedoch leider sehr wenig Gebrauch macht. Gemeint ist die von Paracelsus beschriebene Selbstheilungskraft, die bei jedem Menschen wirken kann, wenn er es lernt, sie für sich einzusetzen. Paracelsus selbst sah sich nie als Heiler, sondern vielmehr als Wissenden, der es verstand, mit etlichen Kräutermischungen, Leibes- und Geistesübungen die eigenen Selbstheilungskräfte zu aktivieren.

Diesem Motto getreu ist die volksmedizinische Nahrungsergänzung ein sehr wichtiges und mächtiges Instrument, die ureigenen natürlichen Heilungskräfte zu mobilisieren. Eine weitere wichtige Grundlage der sanften volkstümlichen Gesundheiterhaltung ist das Vertrauen in die traditionelle Anwendung, die frei ist von subjektiven Beurteilungen und der ständigen Suche nach einem „WIE" und „WARUM". Der Priester Sebastian Kneipp ist ein Paradebeispiel dafür, daß nicht die wissenschaftliche Analyse und komplexe Detailkenntnisse physiologischer Körperreaktionen Voraussetzung für den Heilerfolg sind, sondern der bewußte und verständnisvolle Umgang mit dem eigenen Körper. Demgemäß ist es nicht verwunderlich, daß die Heilmethoden Kneipps nach wie vor angewendet werden, obwohl seine medizinischen Grundkenntnisse heute als überholt und falsch dargestellt werden: Kneipp und die Mediziner vor ihm machten für die Entstehung von Krankheiten hauptsächlich Verunreinigungen des Blutes verantwortlich, was heute eben nach den neuesten Erkenntnissen der Zellulärmedizin als widerlegt gilt.

Man kann daraus ganz klar erkennen, daß die Selbstheilung keiner intensiven Kenntnisse bedarf. Diese werden allenfalls dann nötig, wenn man sich den Signalen der Selbstheilungsmechanismen verschließt. Dann bleibt meist nur noch der Weg zum Arzt, der gleichzeitig dem Beginn einer festen Bindung mit dem „Beipackzettel" gleichkommt.

Alles in allem ist es jedem Menschen selbst überlassen was er tut, um bei guter Gesundheit zu bleiben. Leider kann man nur allzuoft hören und sehen, daß gerade die Gesundheit sich vielen anderen, wesentlich weniger wichtigen Interessen unterordnen muß. Immer wieder höre ich „... ja ich weiß, ich ernähre mich falsch, aber ich habe keine Zeit, stundenlang zu kochen." Diese oder ähnliche

Aussagen in diesem Zusammenhang dürfte jeder schon einmal gehört oder sogar selbst von sich gegeben haben. Man denkt über seine Gesundheit nicht mehr nach. Man spürt sie jeden Tag 24 Stunden und so wurde sie zur alltäglichen Nebensache, so lange jedenfalls, bis man Mangelerscheinungen bemerkt, die die Lebensqualität nicht selten gravierend beeinflussen. Ohne Gesundheit könnten wir viele der Dinge nicht tun, die uns so „über alles" gehen.

Wer jedoch in seiner Gesundheit den Motor des Lebens sieht und alles daran setzt, diese zu erhalten und zu erhöhen, dessen Leben wird gezeichnet sein vom Erfolg und von der Erreichung immer höherer Leistungsebenen.

Ich kann mir nicht vorstellen, daß ein Mensch gerne leidet und krank ist. Es ist deshalb ganz wichtig, daß man wieder lernt, seine Prioritäten neu zu definieren und seinen Lebensweg nach den Kriterien konsequenter Gesundheit auszurichten. Auf diesem Weg hat man in der volksmedizinischen Nahrungsergänzung den richtigen Partner, der einem sanft aber effektiv zur Seite steht.

Da nun das Wort Nahrungsergänzung des öfteren gefallen ist, möchte ich hierzu noch ein paar Anmerkungen machen, die aus meiner Sicht sehr wichtig sind.

Ganz generell unterscheide ich zwei Arten der Nahrungsergänzung: Da wäre zum einen die „orthomolekulare" Nahrungsergänzung, die vor allem in den U.S.A. weit verbreitet ist. Bei dieser Form bedient man sich nur einzelner Wirkstoffe, die man aus einem bestehenden Vitalstoffsystem extrahiert und mit anderen Vitalstoffen kombiniert. Die in Deutschland zugelassene Konzentrationen an Vitalstoffen dürfen maximal das Dreifache der von der DEG empfohlenen Tagesmenge betragen. Diese Präparate sind von Menschenhand geschaffen und kommen in ihren Wirkstoffkombinationen nicht in der freien Natur vor. Diese Art der Nahrungsergänzung wurde in jüngster Vergangenheit oftmals kritisiert, da die Aussagen zu derlei Produkten sehr leicht so interpretiert werden können, als seien sie ein Ersatz der täglichen Ernährung, was sie selbstverständlich nicht sind.

Dennoch ist diese Form der supplementierten Nahrungsoptimierung in manchen Fällen sinnvoll, wenn es beispielsweise darum geht, den erhöhten Bedarf an einzelnen Vitalstoffen zu befriedigen. Das kann bei verstärkter körperlicher Beanspruchung der Fall sein, oder bei erhöhtem Vitalstoffabbau, verursacht durch organische Fehlfunktionen. Daneben kann es vorkommen, daß Menschen auf Naturprodukte allergisch reagieren. Ihre einzige Möglichkeit, Vitalstofflöcher zu stopfen, ist dann meist die Zuhilfenahme der orthomolekularen Präparate. Dennoch bevorzuge ich die milden Heiler aus der volksmedizinischen Nahrungsergänzung.

Ein ganz wichtiger Unterschied dabei ist, daß man die Präparate fast immer so naturbelassen wie möglich läßt. Meist werden die Präparate deshalb als Tee, Tabletten oder Kapseln dargeboten, wobei der Tee, wie ja eingangs schon erwähnt, die effizienteste, älteste und natürlichste Form ist. Damit nimmt man das nahezu naturbelassene Vitalstoffsystem in seiner Gesamtheit auf und läßt, wie die Indios glauben, die Kraft der Pflanze in sich wirken, wird eins mit ihr. Dabei spielen auch die Pflanzenstoffe eine Rolle, die in so geringen Konzentrationen vorkommen, daß sie fast nicht mehr feststellbar sind und eine Wirkung jedwelcher Art aus wissenschaftlicher Sicht oftmals bestritten wird.

Die Homöopathie aber beispielsweise zeigt uns, daß die Wirksamkeit keine „Glaubenssache" ist, und daß es nicht auf die Quantität ankommt. Bekanntermaßen bedient sich die Homöopathie Mitteln, die so sehr verdünnt sind, daß Wirksubstanzen nicht mehr zu ermitteln sind, die Wirkung aber dennoch sehr merklich vorhanden ist. Außerdem zwingt man die Pflanze nicht zur Freisetzung eigener Wirkstoffe, die sie unter normalen Verarbeitungsmethoden nicht aus ihrem Fasergerüst freigeben würde und dies meist aus gutem Grunde, weil beispielsweise diese Stoffe nicht ver-

träglich für den Organismus sind und damit schaden könnten.

Man legt in der volksmedizinischen Anwendung sein
Augenmerk vielmehr darauf, daß die Wirkstoffe genutzt
werden, welche die Pflanze willig aus ihrem komplexen
Vitalstoffgerüst freigibt. In den allermeisten Fällen sind es
genau die Vitalstoffe, welche den Anwendern zu mehr gesundheitlichem Wohlbehagen verhelfen.

Wer sich nun die Mühe macht, hinter die Kulissen des
sehr oft falsch interpretierten Wortes „Nahrungsergänzung"
zu blicken, wird damit belohnt, daß sich ihm neue Zusam-
menhänge unserer phantastischen Mutter Natur auftun,
welche nicht nur die Gesundheit positiv beeinflussen, sondern auch Grundlagen bieten für ein bewußteres und er-
füllteres Leben.

Die Natur hat uns geschaffen und sie hat uns alles gegeben, um den Widrigkeiten des Lebens entgegenstehen
zu können. Nutzen muß jeder einzelne dieses Geschenk
selbst.

Acidophilus

Vielen Menschen ist nicht bewußt, wie wichtig gerade der Magen-/Darmtrakt ist. Ein Großteil aller zugeführten Vitamine gelangen über die Darmschleimhäute in unseren Organismus.

Kein Wunder also, daß sich Vitalstoffdefizite bis hin zu schweren Krankheiten ausbreiten können, wenn das Magen-Darm-Kraftwerk nicht richtig funktioniert. Milchsäurebakterien sind daher wichtige Regulatoren und Helfer bei der Aufbereitung der Vitalstoffe. Als wahre Verwandlungskünstler erweisen sie sich, wenn es darum geht, Milchzucker in Milchsäure umzuwandeln, Milcheiweiß einzudicken und vor allem Proteine bis zu ihren Elementarteilen, den Aminosäuren, abzubauen.

Immerhin schreibt man dem Einfluß der Milchsäurebakterien eine gesundheitliche, ja sogar lebensverlängernde Wirkung zu. Die Beweise dafür erbrachte der russische Wissenschaftler Elie Metchnikoff, der im Jahre 1908 für seine Entdeckungen den Nobelpreis erhielt. Unter anderem stellte er fest, daß Milchsäurebakterien den Fäulnisbakterien, die durch die mikrobielle Fäulnis Gifte in den Körper abgeben und somit oftmals Ursachen für Krankheiten sind, entgegenwirken.

Es sei erwähnt, daß die aus der Fäulnis entstehenden Gifte die Arterienwände zerstören, zu Senilität und vorzeitigem Ableben führen können. Milchsäurebakterien haben daher auch die klangvolle Bezeichnung „Probiotika" (griech. „pro" = für und „bios" = das Leben, also „für das Leben"). Nachdem sie so wichtig für das Leben sind, ist es nicht verwunderlich, daß die Milchsäurebakterien, vor allem die Bifido- und Lactobazillen, zahlenmäßig den größten Bakterienstamm in unserem Körper bilden. Sie sind eine der ersten Magen-, Darm- und Verdauungsbakterien, die sich beim Neugeborenen sofort einnisten.

Natürlich findet man eine immense Vielfalt an fermentierten Milchprodukten, die die wichtigen Milchsäurebakterien beinhalten. Man sollte aber trotzdem ein Auge darauf haben, wie es mit der Haltbarkeit der Milchprodukte aussieht. Mit schwindender Frische verringert sich auch die Anzahl der darin enthaltenen Bakterien. Dies ist um so wichtiger, da man etwa 10 Millionen Milchsäurebakterien pro 1 Gramm Nährstoff als unteres Limit ansieht. Die meisten der hilfreichen Mikroorganismen fallen den Angriffen der Magen- und Gallensäure zum Opfer, ein weiterer Großteil wird von Enzymen des Magen-Darm-Traktes vertilgt.

Dennoch finden bei dieser Ausfallquote noch genügend Überlebende ihr Ziel, um dort für ihre kurze Verweildauer ihren heilbringenden Aufgaben zu frönen. Beim erwachsenen Menschen tummeln sich im Darm 10^{14} Mikroorganismen, die sich wiederum in 400 – 500 Arten unterteilen. Mit anderen Worten leben etwa 100mal mehr Mikrobewohner in unserem Darm, als Menschen auf der Erde, wobei die Herrschaft, gute Gesundheit des Darms vorausgesetzt, von den Lactobazillen innegehalten wird. Kein Wunder, daß dieses Ökosystem im Darm höchst empfindlich auf äußere Einflüsse wie beispielsweise falsche Ernährung, Streß, Antibiotikabehandlung, Chemotherapie u. v. m. reagiert.

Unsere Mikropolizei hat darüber hinaus auch noch antimikrobielle Eigenschaften, kann also feindliche und schädliche Bakterien bekämpfen und vernichten. Wichtig ist das bei einer Reihe von Keimen wie zum Beispiel Escherichia coli, Salmonella typhimurium oder Staphylokokkus aureus, die bei freier Entwicklungsmöglichkeit tödliche Folgen haben können. Außerdem stärken die Milchsäurebakterien das Immunsystem, indem sie den Körper dazu bringen, mehr Phagozyten (Freßzellen), Antikörper und Krankheiten entgegenwirkende Stoffe wie zum Beispiel Interferon zu produzieren.

Therapeutisch genutzt und wissenschaftlich erwiesen ist der Einsatz von Milchsäurebakterien bei Darmentzündungen und Durchfall, aber auch bei Verstopfung und Blähungen. Die dabei erzielten Heilerfolge sprechen für sich und bringen fast immer Linderung bis hin zum Heilerfolg. Unbestritten ist auch, daß Milchsäurebakterien einen zu hohen Cholesterinspiegel senken, wobei man aber noch keine Substanz fand, die hierfür verantwortlich zu machen wäre.

Mit der üblichen Anwendung, vor oder zu jedem Essen eine Tablette Acidophilus einzunehmen, kann man dafür Sorge tragen, ohne bisher bekannte Nebenwirkungen das eigene Darm-Ökosystem ausreichend in seiner sensiblen und wichtigen Funktion zu unterstützen.

Anwenderinfos Acidophilus

Dosierung: Zur Nahrungsergänzung 3mal täglich eine Tablette vor den Mahlzeiten

Vitalstoffe: Lactobacillus acidophilus, Lactobacillus casei, Lactobacillus bifidus, rechtsdrehende Milchsäure

Darreichung: Tabletten, Frischmilch, Joghurt, sowie alle fermentierten Milchprodukte

Indikation: Zur Stärkung der Darmflora, Darmsanierung, Optimierung der Verdauung, Unterstützung der körpereigenen Interferonproduktion, Antibiotikanachbehandlung, gegen zu hohen Cholesterinspiegel

Nebenwirkung: Keine Angaben

Algen allgemein

Algen sind sozusagen die Urpflanzen, aus denen das Leben entstanden ist. Mit Pflanzen haben sie jedoch recht wenig gemeinsam, außer, daß auch diese aus den Algen entstanden sind.

Unter den etwa 8000 bekannten Arten unterscheidet man drei Hauptgruppen:
- Rhodophyta, auch Rotalgen genannt,
- Chlorophyta, bekannt als Blau-/Grünalgen und
- Phaeophyta, die Braunalgen.

Darüber hinaus gibt es natürlich noch mehrere Unterordnungen und komplexe Unterschiede bei den Angehörigen gleicher Klassen. Diese winzigen Urlebewesen konnten erst in den letzten Jahren genauer unter die Lupe genommen bzw. in ihrer Ultrastruktur untersucht werden.

Für den Wissenschaftler unter Ihnen ist dies bestimmt ein Anreiz, seine Freizeit die nächsten Jahre mit deren Erforschung zu gestalten. Hier wollen wir jedoch nur auf die bemerkenswerte, ja fast schon einzigartige Vitalstoffvielfalt und deren gesundheitliche Wirkung auf unseren Körper eingehen.

Algen werden bereits heute schon vielseitig genutzt und die Nachfrage steigt. So ist beispielsweise die Agaralge eine Nährbodengrundlage für Mikroorganismen in Laboratorien. Die Alginsäure aus Braunalgen wird sowohl als Zusatz für feuerfeste Textilien als auch für Nahrungsmittel verwendet. Und Kieselgur findet Verwendung als Verpackungsmaterial, ist aber auch primärer Baustein zur Herstellung von Dynamit.

Algen sind die Primärproduzenten in allen aquatischen Lebensräumen, von ihrer Existenz hängt das Leben aller im Wasser lebenden Organismen ab. Aber auch das Leben zu Lande wäre ohne diesen Sauerstoffproduzenten (ca. 80 Prozent des Sauerstoffes produzieren die Algen!) nicht möglich.

Die Überlebenskünstler Algen haben sich über Jahrmillionen den Veränderungen angepaßt, was eine Erklärung für die immensen strukturellen Unterschiede der Bauart innerhalb einer Klasse ist.

Dieser Umstand hat aber auch eine Kehrseite. So findet man in den Algen neben den wertvollen Vitalstoffen auch die Schadstoffliste der Umwelt-, insbesondere der Wasserverschmutzung. Vor allem Süßwasseralgen sind belastet mit Toxinen und einer ganzen Menge anderer gefährlicher Stoffen. Meeresalgen sind davon nicht unberührt, jedoch verteilt sich die Schadstoffbelastung auf ein wesentlich größeres Volumen und wird demzufolge auch in geringerer Menge in der Alge aufgenommen. Man muß deshalb beim Kauf der Algenprodukte sehr genau auf die Herkunft achten.

Es gibt nämlich durchaus schadstofffreie Gegenden, wie beispielsweise das Naturgebiet in den U.S.A., dessen Blaugrüne Algen weltbekannt sind: der Nationalpark von Klamath Lake.

Auch etliche Algen-Farmen erfüllen höchste Anforderungen in punkto Wasserreinheit und Gewässerschutz wie beispielsweise die riesigen, künstlich angelegten Wasserbassins in China und Japan, die allen Anforderungen einer giftfreien und qualitativ hochwertigen Algenzucht gerecht werden.

Am Ende liegt es an den Anbietern, sich für qualitativ hochwertige Ware zu entscheiden und dies auch zu kontrollieren und zu gewährleisten, damit die wunderbare Vielfalt an Vitalstoffen beim Verbraucher gesundheitliches Wohlbefinden entfalten kann.

Nachfolgend möchte ich Ihnen drei der bekanntesten Algen und ihre speziellen Eigenheiten vorstellen. Eines ist allen Algentypen gemein: Sie beseitigen jedes Vitalstoffdefizit! Natürlich variieren die Werte der einzelnen Präparate, dennoch haben sie nahezu das gleiche Vitalstoffaufkommen. Da wären neben dem allgemein hohen Eiweiß-anteil 8 der 9 essentiellen Aminosäuren und weitere 10 der 12 nicht essentiellen!

Neben essentiellen Fettsäuren wie Linolsäure und Gamma-Linolensäure tummeln sich Karotine (Alpha-, Beta- und Gammakarotin, Lutein, Zeaxabthin, Viloxazin ...), Vitamin C, Vitamine B1, B2, B3, B6, B8, B9 und B12, Inosit, Vitamin E und Vitamin K. Hochdosiert erhalten wir auch Mineralstoffe wie Calcium, Eisen, Phosphor, Magnesium, Natrium und Kalium und auch die Spurenelemente sind mit Kupfer, Zink, Jod, Mangan und Chrom ausreichend vertreten. Die große Anhäufung an Chlorophyll ist ein weiteres Plus der Algen für uns Menschen, da es dem menschlichen Hämoglobin sehr ähnlich ist und ebenfalls zur Produktion roter Blutkörperchen beiträgt.

Spirulina platensis

Spirulina nennt sich eine mikroskopisch kleine Blaualge, bei der die immense Produktion von Sauerstoff hervorzu-heben ist. Ihr genetischer Code wurde vor Jahrmilliarden geschrieben. In diesen Zeitdimensionen erscheint es, als wäre es gestern erst geschehen, daß sich die Azteken im alten Mexiko mit Spirulina neue Kräfte verschafften.

Den Namen Spirulina verdankt die Alge ihrer einzigarti-gen Form einer winzigen Spirale. Gezüchtet werden die Spiralalgen auf sog. Algenfarmen, die speziell dafür ge-baut wurden. Der Standort solcher Farmen spielt eine gro-ße Rolle, da Algen nicht in allen Gewässern lebensfähige Grundlagen vorfinden. So mußte man bei der Spirulinaal-ge Ausschau nach alkalihaltigem Wasser halten, was kein großes Problem darstellt. Schwierig wird es, wenn es um die Wasserqualität geht. Nur noch wenige Standorte erfül-len die hohen Ansprüche, die die Spirulinaalge stellt.

Eine der wohl bekanntesten Spirulinafarmen ist die „Earthrise" Farm, die 1978 ihre Produktion am Colorado

River begann. Es folgte die Spirulinafarm auf Hawaii und Farmen im subtropischen Asien.

Fernab von urbanen Umweltverschmutzern und unter ständigen Qualitätskontrollen wird hier ein großer Teil des Weltbedarfes produziert.

Üblicherweise werden die Algen bei niedrigen Temperaturen sprühgetrocknet. Dieser Vorgang dauert nur wenige Sekunden und garantiert dem Verbraucher, daß die Vitalstoffvielfalt größtenteils erhalten bleibt. Durch dieses Verfahren werden auch keine zusätzlichen Stoffe zur Haltbarmachung benötigt, sodaß das annähernd naturbelassene Produkt den Weg zum Konsumenten findet.

KLA (Blue-Green-Algen)

Fernab jeglicher Zivilisation liegt der Klamath Lake in etwa 1000 Meter Höhe inmitten des Crater Lake National Parks. Dies ist die Heimat der Blue-Green-Algen, die in einem Gewässer wachsen, das noch durch und durch natürlich und sauber ist. Selten genug, solche Oasen der Reinheit zu finden, hat die Natur den Klamath Lake mit einer ganz besonderen Zugabe bedacht. Durch den Berg fließen Hunderte kleinerer und größerer Rinnsale, die kolloidale vulkanische Asche unübertrefflichen Nährstoffreichtums mit sich führen, wenn sie im Klamath Lake zusammenfließen.

Für die Algen heißt das, daß sie in einem Schlaraffenland heranwachsen und immense Mengen an Vitalstoffen, vor allem Spurenelemente und Mineralstoffe in sich vereinen. Amerikanische Wissenschaftler, die ihre Aufmerksamkeit dieser wunderbaren Laune der Natur widmen, sollen festgestellt haben, daß die Blau-Grünalgen des Klamath Lake in hohem Maße „tachyonisiert" sind. Die Wissenschaft um die Tachyonen und deren besondere Energie ist noch sehr jung und weitgehend unerforscht, doch wäre dies eine Erklärung dafür, warum die Blue-Green Algen einen überdurchnittlich hohen Wirkungsgrad haben.

In dieser schon fast urzeitlich lebensbejahenden Umgebung versteht es sich, daß die Enzymvorkommen im Wasser und somit auch in den Algen überdurchschnittlich hoch sind. Demzufolge findet man in den Blue-Green-Algen alle Aminosäuren in gesundheitsfördernden Mengen.

Heiß begehrt sind die Algen in der Kosmetik, wenn es um gesundes, schönes und junges Aussehen geht. Aber auch in der Nahrungsergänzung liegen sie ganz vorne.

Blue-Green-Algen werden üblicherweise über zwei Herstellungsverfahren dem Markt zugänglich gemacht. Zum einen wäre da die etwas billigere Methode der Gefriertrocknung. Dieses Verfahren geht relativ schnell, da die Schockgefrierung nur wenige Sekunden dauert. Weitaus aufwendiger hingegen ist die Lufttrocknung. Hierbei aber bleibt ein Maximum an Vitalstoffen erhalten.

Bei dem hohen Gehalt an Vitaminen, Enzymen, Spurenelementen und Mineralstoffen sowie weiterer Ingredienzien, sollte es für den „normalen" Konsumenten keinen Unterschied machen, für welche Herstellungsart er sich entscheidet. Notwendig wird die Zufuhr des Maximums an Stoffen für Mediziner, Wissenschaftler und in der therapeutischen Anwendung.

Braunalgen (Kelp)

Die bekannteste aller Braunalgen ist die Kelpalge. Gute Qualitäten erhält man aus den künstlichen Aufzuchtgebieten in Norwegen. Darüber hinaus ist die kalte norwegische See und das Barent Meer wegen seiner Reinheit ein gut geeignetes Erntegebiet.

Wie auch ihre roten, grünen und blauen Kollegen hat sie ein immenses Vitalstoffvorkommen, zeichnet sich aber vor allem dadurch aus, daß in ihr nahezu die gesamte Palette der Mineralstoffe vereint ist. Der natürlich hohe Jodgehalt der Kelpalgen findet seine heilvolle Anwendung in der Homöopathie. Hier wird die Alge dann eingesetzt, wenn es um Schilddrüsenprobleme, Dickleibigkeit, Hang zur Magersucht (stoffwechselbegründet), schlechte Verdauung, Blähungen oder hartnäckige Verstopfungen geht.

Wir haben Ihnen nun die bekanntesten Vertreter der Algen zur Nahrungsergänzung vorgestellt. Natürlich gibt es noch viele weitere, hier nicht benannte Arten dieser Urspezies, mit den unterschiedlichsten quantitativen Inhalten.

Dennoch ist allen Algen eines gemein: Sie haben einen enorm hohen natürlichen Vitalstoffgehalt. Genaugenommen muß man von individuellen Vitalstoffsystemen sprechen, da alle Stoffe im Verbund wirken. Derartige Systeme lassen sich nicht künstlich erzeugen.

Die Wirkung beruht auf feinstofflichen Prinzipien, die zwar bekannt, aber nicht wissenschaftlich darstellbar sind. Aus diesem Grund ist jeder Anwender angehalten auszuprobieren, welche Algen ihm das größte Wohlbefinden schenken. Ganz egal, für welche man sich schließlich entscheidet, jede Alge räumt auf mit Vitalstoffdefiziten und versorgt den Körper mit allen Stoffen, die er zum Funktionieren und damit zur Erhaltung der Gesundheit benötigt.

Anwenderinfos Algen

Dosierung:	3 – 10 g Pulver oder 5 – 10 Kapseln/Tabletten, je nach Konzentration, über den Tag verteilt
Vitalstoffe:	Vitamin B1, B2, B3, B6, B12, C, E, K, Biotin, Inosit, Folsäure, Beta Carotin, Linolsäure, Gamma- Linolsäure, 18 – 19 Aminosäuren, Calcium, Eisen, Phosphor, Magnesium, Natrium, Kalium, Kupfer, Zink, Jod, Mangan, Chrom
Darreichung:	Tabletten, Kapseln, Pulver
Indikation:	Allgemeine Krankheitsprophylaxe, beschleunigt Rekonvaleszenz, als Vitalstoffspender, für das allgemeine Wohlbefinden
Nebenwirkung:	Keine bekannt

Alfalfa

Alfalfa ist kein Bandenmitglied der „Kleinen Strolche" und hat auch nichts mit dem hervorstehenden Haarbüschel des Namensträgers derselben zu tun. Alfalfa ist eine traditionelle Heilpflanze, die ihren Ursprung im arabischem Raum hat. Aus dem Arabischen übersetzt bedeutet Alfalfa „Vater aller Nahrungsmittel"..

In unseren Breitengraden wird Alfalfa hauptsächlich als Futterpflanze genutzt und hat in der Medizin einen festen Platz, wenn es darum geht, Magenbeschwerden, Blähungen, Geschwüre und Appetitlosigkeit zu behandeln. Weiterhin wirkt es mild abführend und harntreibend und ist vor allem dann anzuraten, wenn geringere Abweichungen der normalen Stuhl- und Wasserlaß-Gewohnheiten zu bemerken sind.

F. Bourer nannte Alfalfa den „großen Heiler". Vermutlich kam ihm der Name spontan, als er sich mit den mannigfaltigen Wirk- und Vitalstoffen beschäftigte. Dabei entdeckte er, daß die grünen Blätter der Alfalfa Pflanze acht wichtige Enzyme besitzen und überaus reichhaltig an Vitaminen sind. Vor allem sein Vitamin A-Anteil ist immens: 100 Gramm enthalten 8000 I.E. (Internationale Einheiten) an Vitamin A (vgl. 100 Gramm Lebertran enthalten etwa 225 Einheiten, der Tagesbedarf liegt bei 4000 – 5000 I.E.) und 20000 – 40000 Einheiten an Vitamin K. Das Vitamin K, das sich aus K1 (Phyllochion) und K2 (Menachion)zusammensetzt, kommt in der Natur in diesen hohen Mengen nur in rohem Kohl vor und eben in Alfalfa.

Das fettlösliche Vitamin wird in der Leber täglich in Größenordnungen zwischen 50 – 100 Mikrogramm verbraucht. Da es nicht in der Leber gespeichert werden kann, muß es täglich zugeführt werden, ist somit essentiell notwendig. Eine Faustformel besagt, daß man pro Kilo Körpergewicht etwa 10 Mikrogramm Vitamin K einnehmen sollte.

Vom Vitamin K gibt es vier Untergruppen: K1, K2, K3 und K4, wobei letztere nur in synthetischer Form hergestellt werden können. K1 und K2 werden durch natürliche Bakterien im Darm gebildet. Der Gesamtkomplex des Vitamin K ist wegen seines Stoffes Prothrombin (=Vorstufe des für die Blutgerinnung wichtigen Thrombins) fundamental wichtig für die normale Funktion der Blutgerinnung und hilft darüber hinaus gegen innere Blutungen, Hämorrhoiden und gegen starke Monatsblutungen.

Röntgenstrahlen, Tiefkühlkost, Aspirin und Luftverschmutzung zerstören das wertvolle Vitamin K, das nur selten in Fertigpräparaten vorkommt. Für Kinder ist Alfalfa neben seinem Vitaminreichtum (A, E, K, B6 und D) eine wichtige Phosphor- und Kalkquelle, damit die Knochen hart und fest werden. Fertige Alfalfa-Präparate sind meist frei von Hefe, Weizen, Mais, Milch, Ei, Soja, Gluten, tierischen Bestandteilen (wichtig für konsequente Vegetarier), Zukker, Stärke und künstlicher Farbe sowie Konservierungsstoffen. Trotzdem sollten Menschen, die allergisch auf genannte Stoffe reagieren, die Packungsbeilage beachten.

Anwenderinfos Alfalfa

Dosierung: Je nach Darreichung täglich 1 – 1,5 Gramm Alfalfa (entspricht etwa 200 g rohem Kohl)

Vitalstoffe: Rutin (Vitamin A), Vitamin E, K, B6, D, Enzyme, Phosphor und Kalk

Darreichung: Tabletten, Kapseln, Pulver, als roher Kohl, Alfalfa Blätter

Indikation: Magenbeschwerden, Blähungen, Geschwüre, Appetitlosigkeit, abführend, harntreibend, Vorsorge für harte Zähne und Knochen, zur Verbesserung der Blutgerinnung

Nebenwirkung: Vitamin A ist ein fettlösliches Vitamin und kann bei Überdosierung zu Leberschäden führen!

Ananas

Der stachlige Wohlgenuß aus der Pflanzenfamilie der Bromeliaceae, über den wir hier sprechen, begann seine Weltreise, nachdem Christopher Columbus zum erstenmal amerikanischen Boden betreten hatte. Insgesamt gibt es fünf Arten der tropischen Frucht, die hauptsächlich aus der Inselrepublik Hawaii den Weg in die Regale der Obstverkäufer finden. Rund 80 Prozent der Weltproduktion kommt von dort. Die verbleibenden 20 Prozent stammen aus Amerika, Asien und teilweise aus Westindien. Wie geschätzt diese aromastärkste aller Südfrüchte ist, zeigen die Exportzahlen, die sich seit zehn Jahren auf über 9 Millionen Tonnen pro Jahr belaufen

Damit der gesunde Genuß auch maximal schmeckt und wirken kann, ist Eile geboten. Nach dem Erntecut „lebt" die Ananas noch höchstens 18 Tage lang, bis sie in den Zerfallsprozeß übergeht und dabei beträchtlich an Geschmack und Vitalstoffen einbüßt. Beim Kauf sollte daher besondere Aufmerksamkeit der Frische gewidmet werden. Damit schenken Sie sich die Möglichkeit, den unglaublichen Vitalstoffreichtum zu nutzen, der Sie mit Gesundheit und Schönheit verwöhnt. Leider wissen in Deutschland nur sehr wenig Menschen von der immensen Vitalkraft der Ananas. Im europäischen Vergleich liegt die Bundesrepublik sogar auf einem der letzten Plätze, was den pro Kopf Verzehr des tropischen Genusses betrifft. Vielleicht würde sich das ändern, wenn man einen Blick „hinter die Kulisse" der Ananas werfen würde. Dort findet man nicht nur eine wohlschmeckende Nachspeise, sondern einen Hauptgang, der den Konsumenten so reichlich mit allen wichtigen Vitalstoffen versorgt, daß sowohl die Gesundheit als auch die äußere Schönheit überaus effizient unterstützt und gefördert werden. Unglaublich, aber wahr. In der Ananas finden sich fast sämtliche Mineralstoffe und Vitamine (außer B12, Biotin und E). 450 Gramm Ananas reichen aus, um den Tagesbedarf am hochwertigen Lebensvitamin C zu decken! Die immense Vielfalt an Vitalstoffen läßt sich in drei hochaktive Gruppen einteilen:

- Fruchtsäurenkomplex zur Schönheitspflege und Optimierung äußerlicher Reize,
- Enzymkomplex zur prophylaktischen Gesundheitsvorsorge und
- der Mineralstoff- und Vitaminkomplex zur Tonisierung der Lebensenergie.

Alle Stoffe haben eines gemeinsam: Sie erhöhen die körpereigenen Selbstheilungskräfte und verschaffen eine deutlich erhöhte Lebensqualität, und auch der Verzehr ist ein geschmacklicher Volltreffer.

Doch sprechen wir über den Fruchtsäurenkomplex , der reichlich in der Ananas vorhanden ist. Hohe Vorkommen an Mannose, Ribose, Xylose, Galaktose sowie weiterer Säuren helfen bei der Entschlackung und dabei, Ihren Geldbeutel zu schonen: Die Kosmetik hat die famose Wirkung der Fruchtsäuren schon lange entdeckt, jedoch sind wirksame Mittel zur Bekämpfung von Cellulite, in denen sich hoch konzentrierte Fruchtsäuren wiederfinden, oftmals eine sehr große Belastung für das Haushaltsbudget. Die Ananas, oder auch weitgehend naturbelassene Präparate aus dieser, sind sehr viel billiger und wirken genauso gut. Im inneren des Organismus assimilieren sie Gewebesubstanzen, wobei der dadurch freigesetzte Sauerstoff Zellen aktiviert und tonisiert. Zudem säubern sie durch die einzigartige Kombination von Calcium, Phosphor, Natrium, Kalium und Vitamin C das Gewebe, sowie den gesamten Organismus von schädlichen Stoffwechselrückständen (Ammoniak). Benannte Vitalstoffe tragen also nicht nur zu einem deutlich gesteigerten Stoffwechsel bei, sondern sie räumen die Abfallprodukte, die vermehrt aus ihrer Aktivität herrühren, auch noch brav weg. Ein in sich geschlossenes System, das einerseits existentiell wichtige Vorgänge kompensiert, andererseits daraus entstehenden Schadstoffe entsorgt. Diese Entsorger-Eigenschaft ist besonders wichtig bei der Anwendung zur Linderung und Abwendung von Cellulite, unter der sehr viele Menschen, vor allem Frauen zu leiden haben. Cellulite entsteht hauptsächlich durch Ablagerungen im Gewebe, die, wie wir jetzt wissen, dank des hilfreichen Fruchtsäurenkomplexes der Ananas erheblich reduziert werden können. Außerdem weiß man auch, daß die Entstehung und Begünstigung von Cellulite meistens auf Fehlernährung und Einnahme von Genußgiften basiert. Mit der Ananas können Sie allen Störfaktoren entgegenwirken.

Schönheit und Gesundheit gehören zusammen und sind folglich auch im Vitalstoffsystem der Ananas wieder zu finden, hauptsächlich in Form von Enzymen und pflanzeneigenen Individualstoffen. Einer der wichtigsten daraus ist die Weinsteinsäure, die dazu beiträgt, das Säure/Basen-Gleichgewicht zu halten und Verdauungsproblemen entgegenzuwirken. Bei grippalen Infekten und Erkrankungen der Atemwege hat sich die Weinsteinsäure als sehr hilfreich erwiesen.

Salicylsäure, welche in der Ananas nachgewiesen werden konnte, ist in der Pharmakologie bekannt für die schmerzlindernde Wirkung und die beachtliche prophylaktische Wirkung gegen Herzerkrankungen. Das wichtige Enzym „Bromalin", das sich aus mehreren Enzymen zusammensetzt, ist dem Papayaenzym Papain sehr ähnlich. Seine enzymspaltende Eigenschaft macht es zu einem wirkungsvollen Verdauungshelfer. Außerdem sorgt es dafür, Ablagerungen in den Gefäßinnenwänden abzubauen, Bluthochdruck zu regulieren und schädliche Darmparasiten zu eliminieren. Wie umfangreich sich letzteres auf die Gesundheit auswirkt wird schnell klar, wenn man die immense Vielzahl an Krankheiten betrachtet, denen ein parasitärer Befall zugrunde liegt.

Natürlich gibt es noch viele weitere interessante Wirkstoffe in der Ananas, jedoch würden diese den Rahmen des Buches sprengen. Es sei aber angemerkt, daß die Heilwirkung der Ananas sich auch auf Wechseljahrsbeschwerden, Frauenbeschwerden allgemein, zur Tumorprophylaxe, bei Leberkrankheiten und viele Leiden mehr erstreckt. Dabei ist vor allem das ausgetüftelte System hervorzuheben, das für seine Wirksubstanzen auch die benötigte Menge an Vitalstoffen bereitstellt.

So hilft der Mineralstoffkomplex nicht nur bei der Deckung der benötigten Mineralstoffe, sondern ist quasi auch Treibstoff für die Wirksubstanzen und Katalysator zur Bindung und Ausscheidung von Schadstoffen. Darüber hinaus ist Ananas mit ihren Vitaminen A, C und dem B-Komplex ein wichtiger Radikalenfänger, schützt so die Zellen vor Zerfall und verzögert den Alterungsprozeß. Ein Naturgeschenk, das rundum stimmig ist und das immer mehr phantastische Inhalte offenbart. Das sollte den bisher sehr bescheidenen pro Kopf Verzehr hier zulande von etwa 200 g Ananas pro Jahr doch deutlich nach oben korrigieren, zumal jeder Mensch immer größeren Wert auf schönes und gesundes Aussehen legt, und die Leistungsgrenzen immer höher gesteckt werden. Mit der frischen Ananaspower wird man all den Anforderungen besser gerecht.

Zum Ende noch ein Tip an all diejenigen, die mit einer Diät ihr Wohlfühlgewicht erreichen wollen: Die Ananas eignet sich bei gerade einmal 50 Kalorien pro 150 g Frucht hervorragend für diätetische Erfolge, wobei sie auch als Einzeldiätetikum dem Speck an den Kragen geht.

Anwenderinfos Ananas (Ananas Comosus)

Dosierung: Zur Nahrungsergänzung 3mal täglich eine Kapsel oder ein – zwei frische Früchte über den Tag verteilt

Vitalstoffe: Provitamin A, C, B1, B2, B3, Kalium, Kalzium, Eisen, Magnesium, Phosphor, Natrium, Selen, Zink, Kup-

fer, Mangan, Fruchtsäuren, Weinsteinsäure, Salicylsäure, Bromelaine, Zitronensäure, Fructose und
Aromastoffe

Darreichung: Kapseln, Tabletten, Frischsaft, Saftkonzentrat, Na-
turfrucht (Frischobst)

Indikation: Zur Entschlackung, Entgiftung und Entwässerung,
als Diätetikum oder zur Unterstützung einer Diät,
gegen Cellulite, schmerzlindernd, verdauungsfördernd, bei Magen- und Darmproblemen, gegen Arterienverstopfung, bei Übersäuerung, Lungen-
krankheiten, Halsschmerzen, zu hohem Blutdruck

Nebenwirkung: Keine Angaben

Apfelessig

Apfelessig wird schon seit langer Zeit traditionsgemäß bei verschiedenen Krankheiten verwendet. Der Durchbruch jedoch gelang ihm in den Jahren 1997/98. Grund dafür sind seine hervorragenden Eigenschaften zur Gewichtsabnahme und zur Entschlackung. Über das Massenbedürfnis hinaus, mit seiner Hilfe die Figur in Form zu bringen, ist er aber auch ein wertvoller Vitalstoffspender.

Um in den Genuß der vollen Wirkungsvielfalt zu gelangen, muß der Konsument aber mit offenen Augen an die Wahl des „richtigen" Apfelessigproduktes gehen, da nicht alle Präparate die versprochene Wirkung entfalten. Das liegt an der Qualität des Grundstoffes. Naturbelassenen, richtigen Apfelessig findet man nämlich nur sehr mühsam, da man schon seit langer Zeit, aus optischen Gründen, die „Mutter" aus dem Apfelessig filtert. Doch genau in der schwammigen, nicht sehr appetitlich aussehenden „Mutter" konzentrieren sich die immensen Mineralstoff- und Spurenelementeansammlungen wie Phosphor, Chlor, Natrium, Magnesium, Calcium, Eisen, Fluor, Kieselsäure und das äußerst wichtige Kalium, was regulierend auf den Wasserhaushalt wirkt. Zudem befindet sich in der „Mutter" des Apfelessigs der gesamte Vitamin-B-Clan und reichlich des Urvitamins C.

Der Figurbewußte allerdings legt sein Augenmerk auf einen ganz anderen Stoff, der hilfreich im Kampf gegen die Pfunde ist: Pektin.

Pektin ist ein Ballaststoff, der sich besonders langsam abbaut und so über lange Zeit Sättigung bringt. Dafür gibt es gleich mehrere Gründe. Zum einen sorgt das Pektin für die Absorption (Aufnahme) von vor allem Fett in Magen und Dünndarm. Es legt sich über die Magen-Eingeweide und verzögert damit die Leerung. Dies ist die Ursache dafür, daß die Zuckeraufnahme nach dem Essen deutlich verlangsamt wird. Der Insulinbedarf wird dadurch gesenkt und macht den naturreinen Apfelessig zu einem heilvollen Helfer bei bestehender Diabetes, eignet sich aber nicht minder als Prophylaxe gegen diese weit verbreitete Zukkerkrankheit.

Wer nun der Meinung ist, daß das schon alles war, was es über Pektin zu berichten gibt, der sieht sich getäuscht. Der eigentliche Effekt, der den Apfelessig zum „Diätschlager" gemacht hat, liegt zum größten Teil an seiner Fähigkeit, die Fettaufnahme zu verringern. Wenn Pektin sich nämlich mit der Gallensäure vermengt, entsteht ein Gemisch, durch das die Fettabgabe über den Magen in den Körper stark eingeschränkt wird. Ein großes Plus auch für alle, die an zu hohem Cholesterinspiegel leiden, da sich dies cholesterinspiegelsenkend auswirkt.

Die große Vielzahl an Vitalstoffen hat Apfelessig schon vor mehr als 1000 Jahren zu einer „Medizin für alles" gemacht. Das bedeutet, daß nicht nur der diätetische, gewichtsreduzierende Aspekt im Raume steht, sondern auch der vorbeugende und krankheitsentgegenwirkende! Erfahrungsberichten zufolge wurde Apfelessig eingesetzt, um den Stoffwechsel zu verbessern, die Verdauung zu unterstützen, Mittelohrentzündung sowie Entzündungen allgemein zu lindern. Man nahm ihn zur Behandlung empfindlicher Haut, auch gegen Altersflecken, zur Straffung der Haut und Kräftigung der Haare, gegen Calciummangel, zur Herzkreislaufverbesserung, zur Behandlung bei Muskelkrämpfen und bei vielen weiteren Beschwerden.

Eigentlich hätte man sich bei der Aufzählung darauf beschränken müssen, gegen was er noch *nicht* geholfen hat, die Liste wäre gravierend kürzer. Dennoch ist der Apfelessig kein Wunder aus der Zauberkiste und so liegt der Erfolg in der regelmäßigen Anwendung, wie bei fast allen Naturmitteln.

Imponierend ist die Anwendung, die Peter K. Abendroth vom Verband freier Heilpraktiker, gegen unangenehme

Begleiterscheinungen bei übermäßig hohem Ozon emp-fiehlt: Neunmal am Tag soll man 5 – 10 Tropfen reinen Apfelessig auf ein Stofftuch träufeln, dann das Tuch an die Nase halten und einmal tief einatmen. Den Atem an-halten und nach ein paar Sekunden durch den Mund aus-atmen. Da ich selbst sehr bei übermäßigem Ozon leide, habe ich diesen Test auch ausprobiert. Das Ergebnis hat mich überzeugt, die Nebenwirkungen wie Atembeschwer-den, Schweißausbrüche und Trägheit stellten sich auf ein verträgliches, ja fast normales Maß ein. Zu den immensen Anwendungsbereichen von Apfelessig müßte ein eigenes Buch aufgelegt werden.

Erfahrungsgemäß haben Heilpraktiker einen großen Erfahrungsschatz für die Anwendungen, so daß es sich empfiehlt, dieselben zu Rate zu ziehen, wenn eine speziel-le Anwendung gefunden werden soll. Wenn wirklich alle Stricke reißen, dann lesen Sie doch in den Geschichts-werken über Hippokrates, dem Vater der Medizin. Sicher-lich werden Ihnen die vielen Anwendungen mit Apfelessig ins Auge stechen und vielleicht ist dies der Beginn der hauseigenen „Apfelessigapotheke", von deren Wirkung Sie sich nach jeder Anwendung aufs neue überraschen lassen können.

Anwenderinfos Apfelessig

Dosierung: Zur Gewichtsreduktion 1–2 Tabletten/Kapseln eine halbe Stunde vor den Mahlzeiten, zur Nahrungs-ergänzung 2mal 1 Tablette täglich. Eine Tablette/Kapsel entspricht etwa 2 Teelöffel Essig

Vitalstoffe: Pektin, Kalium, Eisen, Fluor, Calcium, Magnesium, Vitamin C, B1, B2, B3, B6

Darreichung: Tabletten, Kapseln, nichtgefilterter und destillier-ter Apfelessig mit Mutter

Indikation: Zur Gewichtsreduktion, Entschlackung, Verbesse-rung des Stoffwechsels, Kreislauf- und Verdauungsförderung, Senkung des Cholesterinspiegels, Straffung der Haut, bei Hautproblemen, Schuppen, Ozon, Vitalstoffdefiziten, Blasenstörung, Muskelermüdung, Mittelohrentzündung, Calciummangel, Kopfschmerzen, Husten und Schnupfen, gegen Altersflecken

Nebenwirkung: Keine bekannt

Aveloz

Der Aveloz tirucalli entstammt einer der größten Pflanzen-
familien, die es in der Natur gibt. Genau deshalb ist größte
Vorsicht geboten, wenn man sich dafür entscheidet, das
Aveloz-Kraut in seine Therapie einzubauen. Auf keinen Fall
sollte man Aveloz-Kraut ohne ärztliche Begleitung einnehmen! Der Grund hierfür ist sehr einfach: Aveloz gehört zu
den vornehmlich in gesamt Amerika, Afrika und Indien
vorkommenden Wolfsmilchgewächsen, die fast allesamt
einen sehr aggressiven und giftigen Kautschuk haben. Über
7500 Artverwandte gehören dieser Familie an, die man in
der Botanik mit den klangvollen Namen Euphorbiaceae
umschreibt. Hier wird nur über den Aveloz tirucalli, der
ausschließlich in Afrika vorkommt, berichtet. Die hier nie-
dergelegten Informationen treffen auf die anderen Abar-
ten seiner Gattung nicht oder nur teilweise zu.

In Brasilien und Afrika pflanzt man rund um die Behau-
sungen Avelozsträucher, um große und gefährliche Tiere
fern zu halten. Diese meiden den Avelozstrauch auch in
freier Natur, da sein Kautschuk zu temporärer Blindheit
führen und die Schleimhäute stark verätzen kann. Auch
beim Aveloz tirucalli ist Vorsicht geboten, da der Strauch,
den man auch Pencil Tree nennt, weil er Äste hat, die sehr
stark an einen Stift erinnern und vollkommen blattlos sind,
immer noch geringe Mengen an giftigem Kautschuk beinhaltet.

Aveloz-Kraut eignet sich auch nicht zur täglichen Nahrungsergänzung, da es cytotoxisch (griech.: cyto = Zelle)
wirkt, seine Wirksubstanzen also schnell wachsende Zellen fressen. Dabei kann der Aveloz nicht unterscheiden,
ob es sich um Nutz- oder Schadzellen handelt. Während
für einen gesunden Menschen die Einnahme also eher
Gefahren bringt, greifen bei einem Krebspatienten hinge-

gen die Aveloz-Wirkstoffe direkt die Krebszelle an und wirken dem Tumor entgegen. Hauptverantwortlich für die biologisch hochaktive Wirkung sind vor allem die Diterpenester vom Tiglian- und Ingenan-Typ. Sehr wirksam sind auch seine Gerbstoffe und Gerbstoffvorstufen wie z. B. Euphorbin F oder Tirucallin A. In den Stengeln kommen auch Anthocyanide vor, die man sonst hauptsächlich in Heidelbeeren in großen Mengen findet und die zur besseren Durchblutung der Augen-Netzhaut beitragen.

Die Natur hat beim Aveloz nicht mit wirkungsaktiven Substanzen gespart. So stellt man aus Aveloz eine wässrige Tinktur her, die stark antimikrobielle Wirkung hat, vor allem gegen Bacillus subtilis, Escherichia coli, Sccharomyces cerevisiae und Penicillium crustosum. Beim afrikanischen Tirucalli wurde eine Wirksamkeit auch bei Staphylococcus aureus nachgewiesen. Wissenschaftliche Studien bestätigen ebenso die erfolgreiche Behandlung gegen Amöben und vor allem gegen Viren und tumoröse Wucherungen. Außerdem liegen wissenschaftliche Abhandlungen vor, die eine blutdrucksenkende (40 – 72 Prozent), entkrampfende und auch immunsystemtonisierende Wirkung bestätigen. In einigen Fällen weiß man von Menschen mit Altersdiabetes, daß deren Blutzuckerwerte erheblich sanken und sich fast auf ein Normalmaß eingependelt haben, wissenschaftliche Belege gibt es hierzu jedoch nicht.

Allen Indikationen liegt eine Dosierung außerhalb des toxischen Bereiches zugrunde. Damit hat diese Droge eine Ausnahmestellung in der Nahrungsergänzung, da es nicht mehr als mild wirksames Mittel für jedermann dargeboten werden kann, sondern vordergründig nur zur Beseitigung von Krankheiten und als unterstützendes Mittel zu medikamentösen Therapien dient. Eine Dosierungsanleitung kann ich hier leider nicht angeben, da die verträgliche Dosis auf die individuellen Bedürfnisse jeder Krankheit und jedes Menschen abgestimmt werden muß. Dazu sollte der behandelnde Arzt Anleitungen geben und die Einnahme unter seiner Kontrolle haben. Es hat sich übrigens gezeigt, daß Lapacho Tee als Additiv die antitumoröse Wirkung des Aveloz-Krautes beachtlich zu steigern vermag.

Trotz aller Warnhinweise ist Aveloz tirucalli ein überaus wirksames Geschenk der Natur, von dem ich schon von vielen Patienten gehört habe, daß es schnell und kompromißlos das Übel an der Wurzel packt.

Anwenderinfos Aveloz (Euphorbia tirucalli)

Dosierung: Je nach ärztlichem Rat und Verträglichkeit

Vitalstoffe: 3,3-di-o-methylellagic-acid, 12-o-(2z)(4e)-octadie-noyl-4-desoxyphorbol-13-acetate, Beta-sitosterol, Caoutchouc, Citric-acid, Ellagic-acid, Euphol, Euphorone, Glucose, Hentriacontane, Hentriacontanol, Isoeuphoral, Kampferol, Malic-acid, Resin, Sapogenin-acetate, Succinic-acid, Taraxasterol, Taraxerin, Tirucallol

Darreichung: Kraut, Flüssigtinktur

Indikation: Krebs, Diabetes, Entzündungen, Viruserkrankungen, Warzen, Abszesse

Nebenwirkung: Verätzungen der Schleimhäute, temporäre Blindheit (wenn Kautschuk in die Augen kommt), Erbrechen, Kreislaufprobleme

Cat's Claw

Aus der Pflanzenfamilie Rubiceae kommt das Lianenge-
wächs mit dem klangvollen Namen Cat's Claw, was auf
deutsch übersetzt soviel wie „Katzenklaue" bedeutet. Diesen Namen hat die Lianenpflanze dem Umstand zu verdanken, daß unter den Blättern Dornen hervorragen, die
im Gesamtbild an eine „Katzenklaue" erinnern. Cat's Claw
ist auch unter dem Handelsnamen Una-de-Gato erhält-
lich.

Diese alte, traditionelle und hochwirksame Heilliane
wurde schon vor mehr als 2000 Jahren von den Ureinwohnern Perus, den Ashancainkas, zur heilenden Behandlung vieler Krankheiten, darunter Arthritis, Gastritis, Haut-
und Verdauungsproblemen genutzt.

Dabei verwendeten sie die Rinde der Lianenwurzeln.
Diese wurden geraspelt und etwa 15 Minuten bei kleiner
Flamme im Wasser aufgekocht. Der so zubereitete tiefro-
te Tee schmeckte nicht nur sehr mild-aromatisch und war
warm wie kalt ein hervorragender Durstlöscher, er half auch
bei Entzündungen, steigerte die Immunleistung und vitali-
sierte auf natürliche Art und Weise.

Den Weg in die westliche Zivilisation bahnte 1969 der in
Peru lebende Tiroler Oskar Schuler Egg. Sein Vater, der
zu der Zeit an einem bösartigem Lungentumor litt und zudem durch chronischen Rheumatismus nahezu gehunfä-
hig war, gab die Hoffnung auf Heilung schon auf, nachdem alle schulmedizinischen Behandlungen fehlschlugen.
Der Sohn war es, der in letzter Konsequenz für seinen Vater jeden Tag mehrmals den „Cat's Claw"-Tee zubereitete.
Nach nur einem Monat stellte sich eine deutliche Besserung ein und nach zwei weiteren Monaten waren die Krankheitssymptome soweit abgeklungen, daß er wieder ein
schmerzfreies und normales Leben führen konnte. Er trank

den Tee auch weiterhin und sein Zustand verbesserte sich von Monat zu Monat, bis der Tumor zurückgebildet und das chronische Rheuma abgeklungen war. Der wissenschaftliche Pionier Klaus Keplinger beschäftigte sich dann mit der antitumorösen und antileukämischen Wirkung des Cat's Claws und machte wegen seiner erstaunlichen Erkenntnisse von sich reden.

Das veranlaßte die Universität von Mailand einen Test zu starten, in dem der Urin von Rauchern und Nichtrauchern untersucht wurde. Dabei diagnostizierte man im Raucherurin eine Vielzahl an krebserregenden Stoffen, die man im Nichtraucherurin nicht fand. Man verabreichte nun den Rauchern täglich Cat's Claw-Präparate und stellte nach drei, vier Wochen fest, daß die krebserregenden Stoffe teilweise vollends reduziert waren.

Auf der Suche nach der Ursache der Heilwirkung stieß man auf ein pflanzeneigenes Alkaloid, das man Uncarin F nannte. Alkaloide sind pflanzeneigene, basische, stickstoffhaltige Verbindungen, die entweder giftig oder heilsam sind.

Im vorliegenden Fall zeigen wissenschaftliche Studien der Universitätsklinik Innsbruck unter Leitung von Mag. Dr. H. Stuppner, daß es sich um ein heilsames Alkaloid handelt, das keine Nebenwirkungen aufweist und im höchsten Maß wirkungsaktiv ist.

Neben dem Hauptalkaloid Uncarin F entdeckte man noch weitere 5 Haupt- und 4 Nebenalkaloide sowie eine ganze Menge weiterer Stoffe, die im symbiotischen Verbund immense Heilkräfte freisetzen.

Volksmedizinische und wissenschaftliche Untersuchungen bestätigen die Wirkungen als antitumorös, antiviral und antileukämisch, sowie entzündungs- und krebshemmend mit antioxidativer Wirkung.

Raucher sollten darauf nicht verzichten, wenn sie eine Krebsprophylaxe und eine harmonisierende Wirkung auf die Atemwege anstreben.

Als Krebsprophylaxe und auch zur Behandlung von allen möglichen bösartigen Tumorwucherungen eignet es sich für jung und alt. Auch Aids-Patienten erfahren meist schon nach kurzer Einnahme Linderung und eine allgemeine Verbesserung des Gesundheitszustandes.

Bei Hauterkrankungen und Entzündungen hilft sowohl der Tee als auch ein Umschlag mit dem Absud desselben, und als Verdauungsförderer kann er auch anstatt eines Magenbitters Erleichterung verschaffen. Wegen dieser und vieler weiterer positiver Eigenschaften ist Cat's Claw in den Staaten und Japan längst zu einem überaus beliebten Allheil-Hausmittel avanciert.

Auch hierzulande kann man das „Katzenpfötchen" in jeder Apotheke bekommen. Besonders anzuraten ist der Tee in seiner natürlichsten Form. Ebenso wirksam sind aber auch die schnellen Kapseln mit der mikropulverisierten Wurzelrinde.

Die Kosmetik bedient sich der wunderbaren und heilenden Eigenschaften des Cat's Claws, wobei man es mit Aloe Vera mischt, um ein Höchstmaß an pflegenden, vor Umwelteinflüssen schützenden, heilenden und schönheitsfördernden Substanzen zu erhalten.

Cat's Claw ist die sanfte, samtige Katzenpfote zur Erhaltung der Gesundheit und Freisetzung der natürlichen Schönheit, jedoch die reißende Tatze gegenüber Krankheiten sowie feindlichen Eindringlingen, die der Gesundheit Schaden zufügen wollen.

Ein Beweis für die Heilkraft der Natur und die Notwendigkeit, das Wissen und die Lehren alter volksmedizinischer Anwendungen erhalten zu müssen!

Da der peruanische Heiltee aus der Wurzel entspringt, ist eine Ernte nur an gefällten Bäumen möglich. Die peruanische Regierung geht nach den Grundsätzen einer sanften Nutzung der natürlichen Ressourcen vor. Deshalb ist die Warenausfuhr stark reglementiert und kontrolliert worden, was zur Folge hat, daß Cat's Claw auf den ersten Blick zu den hochpreisigen, um nicht zu sagen teuren Naturheilern gehört. Auf den zweiten Blick kann man aber feststellen, daß der Tee so ergibig ist, daß bereits geringe

Mengen ausreichen, um gesundheitliche Heilwirkungen zu erfahren. Für alle Raucher unter Ihnen sollte der tägliche Teeaufguß sogar ein „Muß" sein, bedenkt man, daß er ein nicht zu leugnendes, großes Krebsrisiko um mehr als 50 Prozent minimieren kann.

Anwenderinfos Cat's Claw (Uncaria tomentosa)

Dosierung: Je nach Verträglichkeit etwa 1 – 1 1/2 Liter Tee, oder 2 – 4 Kapseln oder 10 – 20 Tropfen pro Tag, am besten über den gesamten Tag verteilt einnehmen

Vitalstoffe: Oxindole Alkaloide, Uncarin F, Beta-Sitosterol, Stigmasterol, Campasterol

Darreichung: Tee (3 – 5 g pro Liter), Kapseln, Tabletten, Flüssigauszüge, -extrakte

Indikation: Bei PMS, Arthrose, Krebs, AIDS, Leukämie, Hautproblemen, Immunschwäche, Verdauungsstörungen, Gastritis, Ulcerus, Grippe, Entzündungen, hohem Blutdruck, Müdigkeit, Schlaflosigkeit, viralen Infektionen, wirkt antitumorös, -viral, -leukämisch, fungizid und parasitenhemmend

Nebenwirkung: Keine Antioxydantien, Vitamin

Catuaba

„Avore Boa", „der gute Baum", wie ihn die einheimische Bevölkerung Südamerikas nennt, ist dort fest mit der Tradition verwurzelt.

Man nimmt seine Rinde als Tee oder Pulver ein, um sich an der aphrodisierenden Wirkung zu erfreuen. Weltweit anerkannt ist Catuaba das höchst wirksame, natürliche Aphrodisiakum, das dokumentiert und wissenschaftlich erforscht ist.

In Brasilien gehört es zur guten Sitte, frisch Vermählten zum Gelingen der Hochzeitsnacht Catuaba Likör oder ein anderes Getränk mit Catuaba zu schenken. Recherchen belegen auch, daß Männer in Südamerika, die täglich Catuaba Tee trinken, nicht selten auch noch mit 70 Jahren und mehr ein erfülltes Sexualleben haben. Seine stimulierende Wirkung bei Libidomangel oder sexuellen Funktionsstörungen ist keine Hexerei, sondern ganz einfach zu verstehen. Im Falle sexueller Störungen liegen meist eine Übernervosität und innere Unruhe vor, die direkt auf das Zentralnervensystem einwirken. Damit kommt es vor, daß Stimulation und Erregung vom Nervensystem falsch interpretiert und folglich blockiert werden.

Einzelne Wirkstoffe von Catuaba wie beispielsweise das nur in Catuaba vorkommende Ioimbina, aber auch verschiedene Alkaloide und Phytosteroide (pflanzliches Geschlechtshormon) wirken direkt auf das zentrale Nervensystem ein, beruhigen es und sorgen so dafür, daß die Informationen an und vom Nervensystem richtig ein- und ausgehen. Fehlfunktionen, die ja die häufigste Ursache für sexuelle Störungen sind, werden somit verhindert. Zudem wirkt Catuaba beruhigend auf das Nervensystem und ist höchst wirksam bei nervöser Unruhe, Schlaflosigkeit und Übermüdung. Bei regelmäßiger Einnahme, wobei der Tee als traditionelle Darreichung vorne ansteht, kommt es bereits nach wenigen Tagen zu erhöhtem sexuellem Verlangen, sowohl geistig als auch körperlich. Nebenwirkungen sind bisher keine bekannt.

Dennoch hat man Probleme, das Produkt zu bekommen. Der Grund liegt darin, daß Catuaba aus einer verwandten Familie der Kokapflanzen kommt. Der Gehalt an Kokainalkaloiden, dem Wirkstoff der bekannten Droge Kokain, ist aber gleich Null! Man kann Catuaba also ganz beruhigt einnehmen, ohne davon süchtig oder in irgendeiner Form abhängig zu werden. Dr. Meira Penna schwärmt vom Catuaba als „ ... das Aphrodisiakum schlechthin, ohne schädliche, dafür aber mit etlichen positiven Nebenwirkungen"..

Sehr gute Behandlungsresultate erzielte man auch bei LSD (= Low Sexual Desire), einer Zivilisationskrankheit, resultierend aus der Überreizung des Nervensystems. Streß und dauerhafte Überforderung sind die Ursachen dafür. Außerdem hilft Catuaba bei Hypochondrie, Kraftlosigkeit und dem chronischen Müdigkeitssyndrom. All diese Symptome sind typisch für unsere hektische und reizüberflutete Zeit. Meist können die Menschen in den Ruhephasen dennoch nicht richtig abschalten, um das geschundene Nervensystem zu harmonisieren. Hier ist Catuaba eine heilvolle Hilfe, denn es trägt zur inneren Ruhe bei, so daß man den Anforderungen des alltäglichen Lebens mit frischen Kräften gegenüberstehen und auch das eigene Reizempfinden ungehindert ausleben kann.

Daß Catuaba aber wesentlich mehr ist als „nur" ein Aphrodisiakum, belegen Studien aus den U.S.A. So werden Catuaba-Alkaloide verwendet, um gefährliche Mikroorganismen der Klasse 1, wie beispielsweise Escherichia coli oder auch Staphylokokkus, abzutöten.

Bemerkenswerte Behandlungserfolge werden auch aus der AIDS-Forschung gemeldet. In der klinischen Forschung hemmte Catuaba die HIV-Aktivität nachhaltig und verzögerte so den Krankheitsausbruch, teilweise sogar um Jahre. Auch das Fortschreiten bei bereits ausgebrochener HIV-Infektion wurde deutlich verlangsamt. Immer noch ist unklar, welche Stoffe in dieser Form die HIV-Viren in ihrem zerstörerischen Fortschreiten eindämmen. Auf der Suche danach entdeckte man auch Wirkstoffe, die antitumorös, antibakteriell und antiviral wirken und somit zur Erhaltung der Gesundheit wesentlich beitragen.

Natürlich sprechen wir hier beim medizinischen Einsatz von hochdosierten Extrakten aus der Catuaba-Droge. In der täglichen Anwendung werden sie in geringerer Dosis, aber dennoch ausreichend, um prophylaktische Wirkung zu haben, dem Körper zugeführt.

Auch sei bemerkt, daß klinische Anwendungen immer am Ende eines langen, oftmals unbemerkten Krankheitsverlaufes stehen. Daher werden natürlich höhere und konzentriertere Dosen benötigt, als in der Vorbeugung. Der Erfolg gesunden Wohlbefindens stellt sich jedoch nicht bei einer einmaligen Einnahme ein. Auch hier ist es wie bei allen milden und ohne schädliche Nebenwirkungen zur Gesundheit beitragenden Naturprodukten: In der Kontinuität liegt der Erfolg. So wären 3 – 4 Tassen des wohlschmeckenden Tees oder die Einnahme von 1 – 2 Tabletten (= etwa 1 – 2 g Pulver) täglich vollkommen ausreichend, um ein langes und prickelnd erfülltes Sexualleben aber auch einen verläßlichen Weggefährten zur inneren, regenerativen Ruhe zu haben.

Darüber hinaus schützt Catuaba vor gefährlichen Mikroorganismen und steigert die Lebensqualität durch kontinuierliche Gesundheit und körperliches Wohlbefinden. Catuaba läßt sich übrigens wunderbar mit Getränken und Speisen aller Arten kombinieren. Traditionell setzt man Catuaba gerne Likören zu oder bereitet alkoholische Auszüge, welche die Wirkung des Catuabas erhöhen, da der Alkohol die Wirkstoffe schnell ins Blut und somit in den Organismus befördert. So sind der Phantasie der Catuabanutzer keine Grenzen gesetzt, wenn es darum geht, es in das tägliche Leben geschmackvoll zu integrieren.

Anwenderinfos Catuaba (Erythroxylum catuaba)

Dosierung: 1 – 2 g Pulver täglich (morgens und abends je 1 g) oder 1 – 2 Tabletten oder 1 Liter Tee täglich

Vitalstoffe: Ioimbina, Alkaloide, Phytosterole, Tannine und Öle

Darreichung: Rindentee, Tabletten, Kapseln, Pulver

Indikation: Bei sexuellen Funktionsstörungen, nervlich bedingter Impotenz und Libidomangel, Müdigkeit, Schlafstörung, Nervenschwäche, CNS-Stimulans, antiinfektiös, HIV-hemmend, antitumorös

Nebenwirkung: Keine bekannt

Gelee Royale – Weiselfuttersaft

Bienen, die täglich so viele Eier ablegen, daß die Ablage ihr eigenes Körpergewicht weit übersteigt, Bienenlarven, die innerhalb von drei Tagen vergleichsweise von einer Maus zum Elefanten heranwachsen und Wissenschaftler, die samt modernster Technologien noch keine Möglichkeit der 100%igen Wirkstoffbestimmung gefunden haben. Kein Märchen, wie man glauben könnte.

Die Rede ist vom Gelee Royale, das zu einem der geheimnisumwobensten Produkte unserer Biosphäre gehört. Dieser Saft, der von den Ammenbienen oder auch Arbeiterbienen durch den übermäßigen Verzehr von Pollen (um die Drüsenproduktion anzuregen) produziert wird, ist in der Hierarchie des Bienenvolkes nur der blaublütigen Schicht vorenthalten. Einzige Ausnahme: Damit die kleinen Bienenlarven schon bald für ihre Königin arbeitsbereit sind, läßt die Königin sie an der Bienenstockmilch, die man auch Weiselfuttersaft nennt, naschen, doch nur so lange, bis sie ausgewachsen sind.

Genaugenommen ist Gelee Royale eine Mischung aus Nektar und einem Sekret der Pharynxdrüse. Das unverarbeitete Endprodukt hat einen pH-Wert von 2,0, so daß man das Gesicht verzieht, wenn man vom Königinnenmahl nascht. Mit anderen Worten ist es so sauer, daß man unweigerlich an den hemmungslosen Biß in eine Zitrone denkt. Wie gesund es aber ist, zeigt alleine schon die Tatsache, daß die Bienenkönigin einige Generationen ihrer Brut überlebt.

Bis zu 6 Jahre kann eine Königin alt werden, etwa 18 – 20mal so alt wie eine Arbeiterbiene, was in der Gruppe der Insekten ein immens hohes Alter bedeutet.

Ursache hierfür ist das Gelee Royale, das leere Vitalstofflager fast schon verschwenderisch auffüllt. Darin enthalten sind: Proteine, ein großer Teil an Aminosäuren, Antioxydantien wie Vitamin A, C, E und D, fast die gesamte Palette der 18 für den Stoffwechsel wichtigen Mineralstoffe und natürlich die Arbeitervitamine des nahezu vollständigen B-Komplexes sowie die sog. Inhibine, bakterienhemmende Stoffe. Zu guter Letzt sind noch Substanzen enthalten, teils in homöopathischer Dosierung, die die Wissenschaft als „noch gar nicht" bis „unzureichend erforscht" deklarieren muß.

Um von der immensen Vitalstoffvielfalt profitieren zu können, muß man jedoch viel Liebe und Geduld bei der mühevollen Kleinarbeit der Gewinnung des Weiselfuttersaftes aufbringen, was sich natürlich im Preis niederschlägt.

Daß sich die Mühen aber auch lohnen und gar Menschenleben retten, ist den intensiven Forschungen von Prof. Bengsch zu verdanken, der es Anfang der 90er Jahre mit monofloralem Gelee Royale schaffte, eine Verbreitung eines Tumorgewächses zu stoppen. Sogar von Heilerfolgen kann er berichten. Allerdings, auch wenn es den Versuch wert ist, einen Tumor zu bekämpfen, darf man eine verbindliche Garantie auf Heilung nicht erwarten.

Anwenderinfos Gelee Royale

Dosierung: Je nach Darreichung etwa 0,5 – 1 g täglich

Vitalstoffe: Vitamin A, C, E, F, D sowie B-Komplex, Flavonoide, Eisen, Nickel, Kobalt, Phosphor, Schwefel, Enzyme, Aminosäuren und Inhibine

Darreichung: Tabletten, Kapseln, Trinkampullen, Granulat

Indikation: Krebsprophylaxe, Hautpflege, Vitalisierung, zur Erhöhung der psychischen und physische Leistungsfähigkeit

Nebenwirkung: Keine bekannt

Gerstengras

Ich bin mir sicher, daß nicht wenige Leser versuchen werden, dieses Kapitel kurz zu überfliegen, da sich diese Besonderheit aus der Hausapotheke der Natur unter all den geheimnisvollen und fremd klingenden Namen verliert. Doch glauben Sie mir, es rentiert sich weiter zu lesen. Die größten und wundersamsten Geheimnisse offenbaren sich meistens dort, wo man sie nicht vermutet und so verhält es sich auch beim Gerstengras! Sicherlich ist jedem noch geläufig, daß Getreide einen sehr hohen Nährwert besitzt, der sich in seiner Art und Zusammensetzung nicht groß von anderen Getreidearten unterscheidet. Doch jetzt kommt die Überraschung: Vor wenigen Jahren ging man daran, das Gerstengras eingehender zu untersuchen. Bei den Ergebnissen blieb den Wissenschaftlern wahrscheinlich vor Staunen der Mund offen stehen, der sich auch so schnell nicht schließen sollte, da nun immer weitere verblüffende Funde gemacht wurden.

Zunächst einmal zum strukturellen Vitalstoffaufbau des Gerstengrases. Beinahe einzigartig und sehr beeindruckend sticht aus dem komplexen Gesamtgerüst der Vitaminblock hervor. Er beinhaltet außer dem Sonnenscheinvitamin D alle anderen Vitamine in wirkungsaktiver Menge. Besonders reich ist das Gerstengras an Vitamin A. Nur etwa 10 Gramm Gerstengras reichen aus, um den Tagesbedarf an diesem wichtigen Vitamin vollends zu decken. Daneben finden wir alle Mitglieder der Vitamin-B-Familie, auch Cobalamin (B12) das man eigentlich nur im Fleisch finden sollte. Damit ist Gerstengras neben dem Sanddorn die einzige weitere bekannte Pflanze, die Vitamin B12 enthält und das nicht zu knapp (3µg pro 10 g). Es versteht sich fast schon von selbst, daß weder das Urvitamin C, noch Biotin, Cholin, Pantothensäure und Folsäure fehlen und auch das relativ selten vorkommende, fettlösliche Vitamin K (Phyllochionon), das besonders wichtig zur Blutgerinnung ist, fehlt nicht. Eine Vitaminsensation ist das bisher nur im Gerstengras auffindbare Alpha tocopherol Succinat. Es hat neben den Eigenschaften des Vitamin E eine sehr effiziente Wirkung auf die Ausschüttung von Prolaktin, ein in der Muttermilch vorkommender Wirkstoff, der beruhigend auf das seelische Gleichgewicht wirkt und der in den Zellen der Zirbeldrüse ein Wachstumshormon produziert (wichtig für einen normalen Wachstumsprozeß von Kindern und Jugendlichen). Man hat übrigens in Untersuchungen festgestellt, daß Aggressionen und Gewalt im direkten Zusammenhang mit Prolaktin-Defiziten stehen. Wenn es sich als wahr erweist, könnte Gerstengras das universelle Mittel zum Weltfrieden werden, nachdem es schon als Hüter der Gesundheit und machtvolle Blockade gegen Krankheiten aller Art herausragt.

Der zweite Wirkstoffblock, bestehend aus Aminosäuren und Enzymen, kann dies nur unterstreichen. Gerstengras besteht zu etwa 45 Prozent aus Enzymen. Nirgendwo, außer in den Blau-Grün-Algen, kann man höhere Aminosäuren-Vorkommen finden als im Gerstengras. In wirkungsaktiver Konzentration versorgt uns der „Getreideunterbau" mit den 7 essentiellen sowie allen weiteren Aminosäuren, die primäre Aufgaben als Stoffwechselbasisprodukt haben, oder beim Schutz und der Neubildung der Zellen mitwirken. Zusammen mit den Enzymen, deren Grundbausteine sie auch sind, fördern sie die Gesundheit dadurch, daß sie den Körper von giftigen Rückständen befreien, den Alterungsprozeß durch Zellneubildung und -renovierung verlangsamen, die Verdauung fördern, zum Fettabbau in Muskel und Gewebe beitragen und den Organismus vor Krankheiten schützen.

Und dann wäre da noch das hohe Chlorophyll-Vorkommen. Das „Blut der Pflanze", das hauptsächlich aus der

Sonnenkraft hervorgeht, ist mit einem Anteil von 3 – 5 Prozent im Gerstengras überdurchschnittlich hoch vertreten. Nach Berichten von G. W. Rapp aus dem „American Journal of Pharmacy", hat Chlorophyll eine stark antibakterielle Wirkung und verringert so nachhaltig das Risiko einer bakteriellen Ansteckung. Chlorophyll trägt auch zu einem gesunden Blutbild bei, erhöht die Hämoglobinbildung und regt die Bildung neuen Gewebes an.

Ganz phantastische Aufgaben hat auch ein weiterer, hoch aktiver Wirkstoff, den man bisher ausschließlich im Gerstengras entdeckt hat. Dabei handelt es sich um das Isoflavonoid „Glykosyl Isovitexin", das in einer Größenordnung von 0,5 – 0,7 Prozent im Gerstengras vorkommt. Dieses einzigartige Antioxidanz verhindert nachgewiesenermaßen die Peroxidbildung in der Zelle und ist neben den radikalfangenden Enzymen (wie SOD, Katalase, Peroxidase) und Vitaminen eine mächtige Waffe der Natur gegen vorzeitige Alterung durch Zellverfall. Die immense Wirksamkeit des Isoflavonoids basiert auf dem Umstand, daß es sowohl wasser- als auch fettlöslich ist. Warum dies so wichtig ist, zeigt der strukturelle Aufbau einer Zelle. Sie besteht aus zwei Membranen, von denen die äußere durchlässig für Wasser, die innere nur durchlässig für Fette ist. Vitamin C und die B-Vitamine können nur die äußere Membran durchdringen, Vitamin A und E folgerichtig nur die innere. Glykosyl Isovitexin durchdringt beide Membranschichten und hat daher ein Maximum an Vital-, Regenerations- und Heilkraft auf die Zelle.

All die wunderbaren und einzigartigen Wirkstoffe des Gerstengrases, die noch unterstützt werden durch das beachtliche Mineralstoff- und Spurenelementeaufkommen, was seinerseits natürlich auch in mannigfaltigster Weise gesundheitsförderliche Aspekte auftut, machen es zu einem eindeutigen Naturgeschenk, das uns sanft auffordert: Nimm mich, um deine Selbstheilungskräfte zu aktivieren!

Anwenderinfos Gerstengras

Dosierung: 1 – 3 Teelöffel Pulver oder 3mal 3 – 5 Tabletten/
Kapseln täglich

Vitalstoffe: Vitamin B12, B6, B2, B1, E, C, K, Ca-Pantothenat, Kalzium, Phosphor, Eisen, Natrium, Magnesium, Zink, Kalium, Selen, Kobalt, Kupfer, Jod, Schwefel, Aminosäuren (essentiell) Isoleucin, Leucin, Lysin, Methionin, Phenlylalanin, Threonin, Tryptophan, Valin, (nicht essentiell) Alanin, Arginin, Asparginsäure, Cystin, Glutaminsäure, Glycin, Histidin, Prolin, Serin, Tyrosin, Beta Carotin und Chlorophyll

Darreichung: (VEGI) Kapseln, Tabletten, Säfte, Pulver

Indikation: Fördert den gesamten Gesundheitszustand, unterstützt andere Therapien und trägt zu schneller Rekonvaleszenz bei

Gingko

Der Gingko entstand aus einer besonderen Laune der Natur. Bemerkenswert ist seine überaus weit zurückliegende Entstehungsgeschichte, die ihm die Bezeichnung „lebendes Fossil" eingebracht hat. Die Form seiner Blätter entspricht der anatomischen Gestalt unseres Gehirns, die feinen Rippen der unseres Kapillarsystems.

Mit aller Ruhe der Welt bewegt sich der 30 bis 50 Meter hoch werdende Baum in etwa 30 bis 40 Jahren hin zur Geschlechtsreife, um dann kätzchenförmige Blüten zu tragen, die er gut getarnt unter seinem goldenen Laubdach verbirgt.

Die gelbfleischigen Samen werden in Asien übrigens gerne als energiespendendes Gemüse, das jedoch sehr nach ranziger Butter schmeckt, verzehrt.

Faszinierend ist auch die Überlieferung aus Japan, die besagt, daß nach der Hiroshima Bombe, etwa 800 Meter vom Einschlag entfernt, ein Gingkobaum wieder neu ausgetrieben hat. Damit zeigt er ein unwahrscheinlich hohes Potential an Lebenskraft und Anpassungsfähigkeit. Auffallend ist auch der Umstand, daß die Blätter vom Frühjahr bis zum Blattabwurf im Herbst keinen Alterungsprozeß aufweisen! Scheinbar überdauert der Gingko problemlos die Zeit und läßt ihn teilweise bis zu mehreren hundert Jahren alt werden.

Es liegt nahe, daß eine Pflanze mit so unvorstellbaren Eigenheiten natürlich auch für den Menschen nutzbar ist. In der Traditionellen Chinesischen Medizin (TCM) nutzt man seine Bestandteile zur effizienten Behandlung von Asthma und Bronchitis. Durch den Einsatz medizinischer Analysegeräte entdeckte man ein immenses Flavonoid- und Terpenoidvorkommen, das den Einsatz bei „zerebrovaskulärer Insuffizienz", oder verständlich gesagt, Zellmembranzerfall mit sehr guten Heilungserfolgen ermöglichte.

Da Flavonoide äußerst wirksame Antioxidantien sind, wird die Zelle nicht nur wieder aufgebaut, sondern auch vor weiteren zerstörerischen Angriffen der Legionen der „freien Radikalen" effektiv geschützt.

Auch ohne wissenschaftliche Erklärungen wird somit klar, daß Gingko biloba durch die Sanierung und Erhaltung der Zellmembran eine wichtige Rolle in der Nahrungsergänzung spielt. Bei der prophylaktischen Anwendung geht es um die stabile Blutzirkulation und damit das gesunde Allgemeinwohlbefinden. Aber auch die Gesundheit aller Organe und die Gedächtnisleistung wird teils erheblich verbessert.

In jeder Apotheke kann man das Elixier in den verschiedensten Darreichungen erhalten. Erfahrene Anwender schwören aber auf die leckeren Trinkampullen mit Honigwein, die durch den geringen Alkoholanteil und den Honig für einen raschen Transport in den Blutkreislauf sorgen, wo der Ginkgo seine „fossilen" Substanzen auch auf uns wirken lassen kann.

Anwenderinfos Ginkgo (Gingko biloba)

Dosierung: Kur: 3 – 6 Wochen täglich eine Ampulle (= 1 g) Ginkgoextrakt

Vitalstoffe: Gingkoflavonglykoside, Terpenlactone (Gingkogloiden, Bilobaliden)

Darreichung: Trinkampullen, Kapseln, Tabletten, ganze/ geschnittene Blätter/ Auszüge (wässrig/alkoholisch)

Indikation: Zellmembranschutz und Tonisierung, Gedächtnistonikum, Antioxydanz, fördert die Durchblutung, kräftigt das Adersystem, aktiviert rechte Hirnhemisphäre, verbessert Sauerstoffverwertung, Prophylaxe zur Arteriosklerose

Nebenwirkung: Nicht bei Kindern unter 12 Jahren anwenden. Sehr selten sind Hautrötungen und Juckreiz

Grapefruitkern

Einer Vorstellung bedarf es bei der Grapefruit bestimmt nicht, dazu ist die erfrischende Frucht zu bekannt. Auf die Frucht wollen wir auch gar nicht näher eingehen.

Vielmehr interessiert der oftmals achtlos ausgespuckte Kern in ihrem Inneren. Ungeahnte Möglichkeiten öffnen sich mit seinen kraftvoll heilenden Ingredienzien. Seine Hauptinhaltstoffe sind Pinen, Limonen, Linalol (Alkohol) und ein Ölgehalt von etwa 21 Prozent.

In der Medizin finden diese Wirkstoffe bereits ihren Einsatz als Antidepressivum. Durchblutungsfördernd stimulieren sie den Thalamus und aktivieren somit ganz natürlich körperchemische Abläufe im gesamten Organismus. Neben den spezifischen Wirkstoffen hat der Grapefruitkern einen hohen Anteil an Vitamin P, also Flavonoiden, die als aktiver Zellmembranschutz agieren.

Um das Gesamtbild des Grapefruitkern-Vitalstoffsystems abzurunden, darf man auf keinem Fall das hohe Vorkommen an Bioflavonoiden und vor allem Glykosiden wie Naringin, Didymin, Neohesperidin, Hesperidin und vielen mehr unerwähnt lassen.

Die Auswirkungen dieses Wirkstoffverbundes auf Parasiten und andere schädliche Mikrobewohner unseres Körpers können sich sehen lassen. Gegen Parasiten und schädlichen Mikrobenbefall wirkte vor allem das Benzethoniumchlorid, das man als Konservierungsstoff verwendet hat und das nun vom BfArM (Bundesinstitut für Arzneimittel und Medikamente) als gesundheitsschädlich und damit in seiner Anwendung als Konservierungsstoff untersagt wurde (siehe Bemerkung Seite 57 – 58).

Aber auch ohne Benzethoniumchlorid wirkt Grapefruitkernextrakt gegen eine Vielzahl von Viren, Bakterien-, und Pilzstämmen, sowie gegen eine große Anzahl einzelliger

Parasiten. Damit ist sein Wirkungsspektrum unerreicht. Die Wirkungseinschränkungen durch das Verbot der Beimengung von Benzethoniumchlorid kann dadurch ausgeglichen werden, daß Hersteller wirklich nur noch den reinen Kernextrakt der Grapefruit verwenden.

Eine antimikrobielle Wirkung tritt beim reinen Kernextrakt bei einer durchschnittlichen Konzentration von 10 : 1000 ein, also 10 Tropfen Grapefruitkernextrakt auf 1000 Tropfen Wasser (das entspricht etwa 100 ml).

Man kann sich also schon mit kleinsten Mengen Grapefruitkernextrakt der lästigen, ja im höchsten Maße gesundheitsschädigenden Mikroparasiten und Würmer entledigen, ohne dabei gefährliche Nebenwirkungen in Kauf nehmen zu müssen.

Eine Überdosierung mit toxischer Wirkung wurde vom Biologisch/Chemischen Research Institut, Lakeport, U.S.A., erst nach Verabreichung der 4000fachen Menge der Normaldosis festgestellt. Das würde bedeuten, daß ein Mensch mit 80 Kilogramm Gewicht 1,3 Liter Grapefruitkernextrakt trinken müßte, was so ziemlich unmöglich ist.

In punkto Nebenwirkungen werden Sie sich bestimmt schon gefragt haben, wie es denn mit den *nützlichen* Bakterien, vor allem den Darmbakterien aussieht. Mutter Natur hat auch daran gedacht.

In wissenschaftlichen Tests hat man die Anzahl der wichtigen Bifido- und Laktobakterien vor und nach der Einnahme von Grapefruitkernextrakt gemessen. Das Ergebnis war erstaunlich. Die Bifidobakterien scheinen überhaupt nicht verringert worden zu sein, bei den Laktobakterien stellten sich nur geringe Verluste ein. Es macht den Anschein, daß dieses einzigartige Vitalstoffsystem eine logische Selektion von nützlichen und schädlichen Bakterien vollzieht.

Nachhaltige Schädigungen durch Grapefruitkernextrakt am Organismus konnten bislang nicht belegt werden, ganz im Gegensatz zu Penicillin und anderen zweckverwandten Arzneien.

Menschen mit Antibiotikaallergien finden im Grapefruit-kernextrakt einen idealen Entzündungs- und Virenblocker, es sei denn, sie gehören zu den 3 – 5 Prozent (der Weltbe-völkerung), die gegen Zitrusfrüchte allergisch sind.

Auf jeden Fall aber sollten Sie Ihren Arzt, wenn er Ihnen ein Antibiotika verschreiben möchte, fragen, ob Sie statt-dessen nicht besser die Behandlung mit Grapefruitkern-extrakt aufnehmen.

Ein Großteil der Ärzte hat den Trend hin zur Naturmedi-zin erkannt und ist auch über die Wirkung einzelner Prä-parate gut unterrichtet. Gerade Grapefruitkernextrakt wird von vielen Ärzten eingesetzt, wenn es darum geht, Ma-gen-Darmerkrankungen, Hefepilzinfektionen, Infektionen im Hals-, Nasen- und Ohrenbereich, Nagel- und Hautpilz-erkrankungen, Zahnfleischentzündungen und Vaginalinfek-tionen, sowie chronische Immunschwäche und Müdigkeit als auch AIDS und Candida zu behandeln.

Wie effizient das Öl ist, berichtet Dr. med. Louis Parish, Gesundheitsbeauftragter der amerikanischen Food and Drug Administration (FDA), mit folgenden Worten: „Grape-fruitkernextrakt bewirkt einen größeren Rückgang an Sym-ptomen als jede andere Behandlung."

Damit ist das Leistungsspektrum jedoch längst nicht ausgeschöpft. Tierhalter können beispielsweise ihre lie-ben Vierbeiner mit Grapefruitkernextrakt entwurmen und von Läusen und Flöhen befreien. Wenn man die Lieblings-plätze der tierischen Kameraden mit einem feinen Zerstäu-ber, in den man 10 Tropfen des Extraktes träufelt, besprüht, werden Parasiten auch dort nachhaltig vernichtet.

Auch im Haushalt kann man den Extrakt wirkungsvoll zur Desinfektion und Reinigung einsetzen. Etwa 20 Trop-fen in den Putzeimer geben und man erhält annähernd sterile Sauberkeit im ganzen Haus.

Träufeln Sie 10 Tropfen auf einen feuchten Lappen und reiben Sie damit Matratzen, Teppiche und Decken ab, um sich Milben und anderer Mikroben zu entledigen.

Die Effektivität der Wirkstoffe im Grapefruitkernextrakt

ermöglichen dem Anwender den Einsatz in nahezu allen Lebensbereichen. Ganz gleich, ob Sie es pur einnehmen, in Kaltspeisen oder Getränke mischen, es zur Wohnraumhygiene oder auch als Kosmetikum verwenden, es wirkt in und um Sie. Da es gesundheitlich völlig unbedenklich ist, läßt es Ihnen einen sehr großen Spielraum für Ihre eigenen Kreationen und lädt sie zu umfangreichen und interessanten Selbstversuchen ein. Daher sollte das Grapefruitkernöl in keinem Haushalt fehlen.

Anwenderinfos Grapefruitkernextrakt (Citrus paradisi)

Dosierung: Je nach Verträglichkeit und Darreichung 4 – 6 Milligramm Grapefruitkernextrakt täglich

Vitalstoffe: (Bio-) Flavonoide oder Vitamin P, Pinen, Limonen, Linalol, Glykoside, Naringin, Didymin, Neohesperidin, Hesperidin

Darreichung: Flüssigextrakt, Tabletten, Kapseln, Pulver

Indikation: Zellschutz, Antidepressivum, zur Entgiftung, Entkeimung, Parasitenschutz, Körperpflege, Anti-Allergetikum, HNO-Entzündungen, Intimpflege, gesamtgesundheitliche Prophylaxe, durchblutungsfördernd antimikrobiell

Nebenwirkung: Keine bekannt

Bemerkung: Seit 1998 ist der Konservierungsstoff Benzethoniumchlorid oder auch Citral-Aldehyd vom BfArM für bedenklich erklärt und damit als nicht verkehrsfähig eingestuft worden. Dieser Konservierungsstoff hatte großen Einfluß auf die antivirale, -bakterielle und -mikrobielle Wirkung. Es ist jedoch ein Irrglaube, Grapefruitkernextrakt sei ohne diesen Stoff wirkungslos. Wirklich reine Extrakte sind durchaus vergleichbar effizient und wirkungsaktiv!

Achten Sie daher besonders darauf, daß im Grapefruitkernextrakt auch wirklich nur Grapefruitkerne (und keine Schalen, Früchte ...) verarbeitet wurden! Nur sehr wenige Anbieter haben Extrakte in dieser Qualität, die sich vom Preis her teils sehr unterscheiden. Wenn auf dem Etikett kein Vermerk diesbezüglich zu sehen ist, fragen Sie den Verkäufer und lassen Sie sich eine Herstellergarantie oder eine Analyse vorlegen. Vor Billigprodukten sollte man hier Abstand nehmen.

Grüntee

Sheng Nung – der „göttliche Bauer" – steht in der Geschichte als der erste Grünteezubereiter überhaupt. Und dies etwa 2737 vor Christus!

In der buddhistisch-taoistisch geprägten Tang-Dynastie (620 – 907 n. Chr.) fand der Grüntee dann seinen Durchbruch als Nationalgetränk. Warum es gerade in der sehr spirituellen Ära geschah, läßt sich mit der sanften, beruhigenden und ausgleichenden Wirkung des Tees begründen.

Im Grüntee vereinen sich mehr als 130 Stoffe, die man bislang nachweisen konnte. Nur der Schöpfer des Grüntees weiß, wieviele Stoffe mit fortschreitender Technik im Analyseverfahren noch zutage gefördert werden.

Begnügen wir uns an dieser Stelle aber mit den Fakten, die wir haben. Grüntee beruhigt die Nerven, steigert die Leistungsfähigkeit des Gehirns, was bereits wissenschaftlich bewiesen ist, hat positiven Einfluß auf das Zentralnervensystem und die Verdauung und leistet einen großen Beitrag zur Entschlackung und Entgiftung des gesamten Organismus.

Wie macht er das nur, werden Sie sich jetzt fragen? Die Antwort ist ganz einfach. Gesundheit und Ruhe kommt aus dem Magen. Grüntee reizt den Magen nicht, sondern fördert die Durchblutung durch sanfte und langanhaltende Abgabe des Teeins. Dabei ist das Teein, anders als das Koffein, nicht an Kalium gebunden, sondern an Polyphenole.

Der Unterschied besteht darin, daß Kalium das Koffein im Magen über die Schleimhäute in den Organismus freisetzt. Polyphenole, oder auch besser bekannt als Gerbstoffe, lösen sich nur sehr, sehr langsam auf, geben das

Teein daher erst im großen Darmbereich ab und sind mit der Abgabe dort auch noch recht sparsam. Somit werden der Magen und die Schleimhäute nicht gereizt, vielmehr durch die permanente, geringe Teeinabgabe dauerhaft gut durchblutet, was wiederum wichtig für eine gute Verdauung ist. Statt des „Kurzen" (Schnaps, Espresso)nach dem Essen kann auch Grüntee die erwünschte Verdauungshilfe bieten. Außerdem fördert die sanfte Teeinabgabe, die mehr als eine Stunde tonisieren kann, aus genau diesem Grund den Stoffwechsel im Zentralnervensystem und verbessert auch noch den Herzkreislauf.

Wer „abspecken" möchte, der ist dazu aufgerufen, zum Essen viel Grüntee zu trinken. Er verlangsamt nämlich die Zuckeraufnahme ins Blut und baut auch noch den Fettspiegel darin ab. Die Folge davon ist eine schnellere Sättigung und ein bewußteres Empfinden für das Hungergefühl, das nicht selten mit der „Freßlust" (weil es so gut schmeckt) assoziiert wird. Neben all diesen Gesundheitsaspekten gibt es noch einen guten Grund, mehr Grüntee zu trinken: er schmeckt sanft, erfrischend und entspannt ohne zu ermüden.

Dabei muß man aber auf die richtige Zubereitung achten. Um die vielen Naturgaben wie Aminosäuren, Enzyme, Vitamine, Spurenelemente, Öle und vor allem Gerbstoffe nicht zu zerstören, darf man den Aufguß nicht zu heiß machen. Als effizienteste Aufgußtemperatur rät die traditionelle Erfahrung zu 60 – 70 Grad Celsius. Nun muß der Tee ziehen, doch wer sich anderen Aufgaben während der Ziehzeit widmen möchte, wird enttäuscht werden. Nach 30 Sekunden bis längstens 2 Minuten, je nach Grünteesorte, muß man den Tee absieben, ansonsten verliert man die effektvollen Gerbstoffe.

Fast alle Grünteesorten haben ein sehr zartes Aroma, so daß man auf weitere Zugaben verzichten kann. Vor allem von Zucker und am allermeisten von herkömmlichen Zuckerersatzstoffen sollte man die Finger lassen, da sie sehr viele Ingredienzien des Grüntees zerstören. Wer aber auf das Süßen nicht verzichten möchte, kann sich mit et-was Honig oder besser noch mit dem „Süßblatt" Stevia behelfen, das vor allem in Südamerika traditionell zum Süßen von Heiltees verwendet wird.

Dennoch, die beste Zubereitung ist sinnlos, wenn der Basisstoff schlecht ist. Achten Sie also unbedingt auf gute Teequalität. In den grünen Blättern sind die Geheimnisse begraben. Je tiefer das Dunkelgrün der Blätter, desto besser die Qualität.

Ich will Ihnen auf den nachfolgenden Seiten die wichtigsten und bekanntesten Grünteesorten nennen. Sie unterscheiden sich in ihrer Herkunft, Farbe und teilweise auch in der Wirkung. Der kleine Wegweiser soll Ihnen helfen, den richtigen Tee für sich zu entdecken und auch animieren, einmal eine andere Sorte, als die Ihnen bereits bekannte, zu probieren.

Assam grüner (Indien)

Der Tee ist geschmacklich robust, hat ein feines, leicht herbes Aroma. Die Qualität ist abhängig von der Herkunftsplantage. Die Aufgußtemperatur sollte zwischen 70 bis 75 Grad Celsius liegen.

Bancha (Japan)

Bancha ist ein sehr leichter Grüntee mit hohem Calciumgehalt und wenig Teein. Bei der Sencha Ernte werden die dickeren und härteren Blätter für den Bancha gepflückt. Aufguß mit 75 bis 80 Grad Celsius.

Buddha-Tee (Japan)

Sehr seltene Teesorte, deshalb zuschlagen, wenn sich die Gelegenheit bietet. Den höchsten Genuß erhält man bei einer Brühtemperatur von 60 Grad. Sein Geschmack ist mild-süß.

Chanoyo (China)

Bei diesem Tee handelt es sich um einen in Eisenpfannen oder Metalltrommeln gerösteten, aromatisierten Sencha. Seinen fruchtig-blumigen Geschmack entfaltet er bei einer Aufgußtemperatur von 65 – 70 Grad Celsius.

Chun Mee (China / Taiwan)

Einer der am weitesten verbreiteten Grüntees. Da er wenig Bitterstoffe hat, schmeckt er blumig-weich bis herbsüßlich und wird bei 70 – 75 Grad Celsius aufgegossen.

Darjeeling grün (Indien)

Der Einsteigertee. Er hat ein fruchtiges Aroma, wobei Unterschiede im Geschmack plantagenabhängig sind. Aufzugießen bei einer Temperatur zwischen 70 – 75 Grad Celsius.

Green Monkey (China)

Er besticht dadurch, daß sich sein mildes, frisches Aroma lange am Gaumen hält. Ausgewählt werden bei der Ernte nur eine Knospe und maximal 2 Blätter. Aufguß bei 60 – 65 Grad Celsius.

Gunpowder (China /Taiwan)

Sieht aus wie Schießpulver und schmeckt kräftig mit spritzig herbem Aroma, wobei ein leicht blumiger Akzent den Geschmack abrundet. Aufgegossen wird er mit 70 – 75 Grad heißem Wasser.

Gu Zang Mao Jian (China)

Er wird einmal im Jahr an 10 Tagen geerntet. Der Geschmack ist süßlich mit leichtem Kastanienaroma. Aufguß mit 60 – 65 Grad heißem Wasser.

Gyokuro (Japan)

Eine der edelsten japanischen Sorten, die traditionell nur besonderen Gästen angeboten wird. Er hat sehr wenig Bitterstoffe und eine süßliche Geschmacksnote. Nicht heißer aufgießen als 55 – 60 Grad Celsius!

Houjicha (Japan)

Hat Bedeutung in der Volksheilkunde. Er wird im Ofen geröstet und hat eine erdige, an Nüsse erinnernde Note. Trotz sehr wenig Teein wirkt er sehr vitalisierend. Zubereitung mit 70 – 75 Grad heißem Wasser.

Jasmintee (China)

Ein typischer „Probiertee" mit geschmacklicher Bandbreite. Je bitterer der Geschmack, desto geringer die Qualität. Der vollmundige Jasmingeschmack entfaltet sich bei 70 – 75 Grad Celsius Aufbrühtemperatur am besten.

Kokaicha (Japan)

Er wird zu feinem Pulver zerrieben und mit Reisstärke in Teeblattform gepreßt. Er schmeckt leicht und frisch mit süßer Nuance. Der Preßtee wird mit 60 – 65 Grad heißem Wasser zubereitet.

Matcha (Japan)

Der Tee zur japanischen Teezeremonie (Chanoyu). Er hat ein exquisites Aroma und hohe Anteile an Beta-Carotin, Vitamin A und D. Mit 60 Grad heißem Wasser aufgießen und mit Bambusbesen aufschlagen bis sich eine leichte Schaumschicht bildet.

Oolong(China/Taiwan)

Er ist kein reinrassiger Grüntee, denn er ist hallbfermentiert. Er weist sehr große farbliche Unterschiede auf. Traditionell wird er als Heiltee genutzt. Er hat einen sehr frischfruchtigen Geruch, schmeckt aber kräftig, malzig. Beste Qualitäten werden im Mai geerntet. Die Aufgußtemperatur liegt zwischen 60 – 65 Grad Celsius.

Pekoe, grün (China)

Ein besonders feiner Tee aus frisch getriebenen Knospen und den ersten beiden entwickelten Blättern. Leichtes Röstkastanienaroma. Aufgußtemperatur zwischen 60 – 65 Grad Celsius.

Sencha (Japan)

Er ist sowohl billiger Alltags-Tee als auch edelste Provenienz. Er schmeckt leicht herb-bitter mit süßem Aroma. Je dunkelgrüner die Blätter, desto besser die Qualität. Herkömmliche Qualitäten werden bei 70 – 75 Grad aufgegossen.

Anwenderinfos Grüntee (Camellia Sinensis)

Dosierung: 3 – 5mal täglich eine Tasse Tee trinken oder 3mal 1 Tablette einnehmen

Vitalstoffe: Linalol, Purinalkaloide, Theobromin, Theophyllin, Theafoliasaponine, Aglyka, Barringtogenol C, R1-Barringenol, Catechine, oligomere Chinone, Quercetin, Kämpferol, Myrecetin, Chlorogensäure, Theogallin, Fluorid-, Kalium- und Aluminiumionen, u. v. m.

Darreichung: Tee, Tabletten, Kapseln, Pulver

Indikation: Anregung des Zentralnervensystems, Vitalisierung, verdauungsfördernd, bei Kopfschmerzen, Diarrhöe, Dyspeptische Beschwerden (Reizmagen), Reisekrankheit, bei Alkoholentwöhnung, appetithemmend, Vitalstoffspender

Nebenwirkung: Keine bekannt

Guarana

„Einst wuchs in einem Indianerstamm ein wundersamer Jüngling auf. Wo immer er war, verbreitete er Zufriedenheit, Ruhe und Freude; – die Kranken wurden geheilt, Streitigkeiten geschlichtet und Überfälle der Feinde vereitelt. Da packte den bösen Geist Jurupar die Eifersucht und er tötete den Jüngling während der Nahrungssuche. Der Jammer im Stamm war groß und wurde von einem grellen Blitz aus dem Himmel unterbrochen. Die Gottheit Tupa stieg herab, tröstete die Mutter und sprach: Begrabe die schönen Augen deines Sohnes. Aus ihnen wird eine heilige Pflanze sprießen, die die Leiden und Schmerzen lindert und Nahrung gibt." Wie gesagt, so getan, und es erwuchs die Guaranapflanze.

Diese Geschichte gehört zu den ältesten Überlieferungen und sie soll deutlich machen, wie sehr die Indios die Guaranapflanze bis heute noch verehren.

Daß die Pflanze etwas ganz Besonderes ist, erfahren wir aus den wissenschaftlichen Untersuchungen. Darin heißt es, daß Guarana die Pflanze mit dem höchsten natürlichen Koffeinvorkommen ist und daß das Guarana-Koffein, das Guaranin, auch noch ein ganz besonderes Koffein ist. Guaranin ist an Ballaststoffe gebunden und baut sich, ähnlich wie der Grüntee, langsam im Darm ab. Damit werden die Magenschleimhäute nicht gereizt, sondern wegen der koffeinbedingten durchblutungsfördernden Wirkung in ihrer Funktion unterstützt.

Die Folgen sind bessere und sanftere Verdauung sowie eine tonisierende Wirkung auf die Herzkranzgefäße, die sich durch die geringe und milde Abgabe des Koffeins erweitern, also besser durchblutet werden. Ein wichtiger Aspekt in punkto Prophylaxe von koronaren Herzgefäßerkrankungen.

Aus der traditionellen Anwendung heraus nutzte man Guarana gegen Müdigkeit, Kopfschmerzen, zur allgemeinen Erweiterung seines Leistungspotentials, gegen und bei Magen-/Darmerkrankungen und um das Hungergefühl einzudämmen. Die sanfte Koffeinabgabe fördert zudem die Konzentration und schärft das Gedächtnis und die Wahrnehmung.

Dies sind nun die traditionellen Indikationen, in deren Mittelpunkt das Guaranin steht. Daß die Tradition noch bis heute wirkungsvolle Anwendung findet, liegt aber nicht alleine am Guaranin, sondern an der individuellen und einzigartigen Beschaffenheit des gesamten Wirkstoffsystems, in dem hohe Anteile an pflanzlichen Fettsäuren ebenso ihren Wirkungsbeitrag leisten wie Dextrine, Saponine, Harze, Tannine und Enzyme.

Durch das harmonisch aufeinander abgestimmte Wirkstoffsystem erfährt der Anwender eine sanfte, residente also aus dem Hintergrund kommende, kontinuierliche Energie und erhält somit ein qualitativ hochwertiges und gesundheitsförderliches Leistungsspektrum, ohne dabei aufgeputscht zu sein.

An dieser Stelle sei jedoch bemerkt, daß vorausgesetzt wird, der Anwender schätzt seine Koffeinverträglichkeit richtig ein. Auch mit Guarana kann man sich einen „Koffeinflash" einfangen, wenn man zu hoch dosiert.

Anfang der neunziger Jahre haben Randgruppen das Guarana in so hoher Dosierung eingenommen, daß sie durch den Koffeinrausch und den damit verbundenen gesundheitlichen Beeinträchtigungen das damals noch unbekannte Guarana in das Licht einer Droge gestellt haben, was es jedoch nicht ist!

Zudem wurde Guarana von sogenannten Occasionshändlern in sehr schlechter, verzehruntauglicher Qualität auf den Markt geworfen, was zur Folge hatte, daß Durchfall und Magenschmerzen die Konsumenten von einem weiteren Gebrauch abgehalten haben.

Schade, denn dieses einzigartige Energetikum ist nicht

zur Überdosierung bestimmt, vielmehr zur Steigerung der Lebensqualität durch sein ganzheitliches Wirken. Dabei vollzieht sich der Energiefluß fast unmerklich und macht sich erst in Situationen bemerkbar, in denen man sonst ohne Guarana schlapp gemacht hätte. Auch das Ausbleiben des „Toten Punktes" um die Mittagszeit oder nach dem Essen und das Energiepotential, auch nach der Arbeit noch etwas zu unternehmen, wenn andere geschlagen und erschöpft der Ruhe des Feierabends entgegensehen, sind die Anzeichen residenter Guarana-Energie.

Der unerfahrene Guarana Genießer sollte aber unbedingt ein paar Regeln beachten, damit sein Genuß nicht getrübt wird. Zum einen baut sich das Guaranin, je nach körperlicher Belastung binnen 4 – 6 Stunden ab. Koffeinempfindliche Menschen sollten auf den Guaranagenuß deshalb ab dem Nachmittag verzichten.

Die Zubereitung hat auch ihre Tücken, da sich das natürliche Guaranapulver wegen seiner Gerbstoffe und Harze nur schlecht auflöst. Um eine bessere Viskosität zu erreichen, müßte man das Guaranapulver mit Zucker mischen, wobei es sich nicht vollends, aber immerhin größtenteils auflöst. Heißes Wasser sollte vermieden werden, da man hierbei die Enzyme weglöst und die Gerbstoffe bitter werden.

Am besten mischt man das Guarana-Pulver ins Müsli, mengt es in einen Teig ein oder mischt es einfach mit dickflüssigen Getränken. Auch eine Kombination mit Kakao hat sich als sehr geschmackvoll und lösungsfreundlich erwiesen. Am besten aber ist, Sie finden Ihre eigene Guarana Anwendung, wobei Ihrer Phantasie keine Grenzen gesetzt sind.

Anwenderinfos Guarana (Paullina cupana)

Dosierung: Je nach Coffeinverträglichkeit 5 – 10 g Guarana-pulver

Vitalstoffe: Guaranin, Dextrine, Saponine, Harze, Tannine und pflanzliche Fettsäuren, u. v. m.

Darreichung: Pulver, Tee, Tabletten, Kapseln, Pastillen, Getränke

Indikation: Zur Beseitigung von Ermüdungserscheinungen, Prophylaxe von Koronarerkrankungen, Erhöhung des Energieniveaus, bei Kopf- und Magenschmerzen, fördert Durchblutung der Herzkranzgefäße, dämmt Hungergefühl

Nebenwirkung: Stillende Mütter sollten auf Guarana verzichten. Bei Überdosierung können Vergiftungserscheinungen auftreten wie beim Kaffee: Herzrasen, innere Unruhe, Schweißausbrüche, Übelkeit, Schlafstörungen. Wegen seiner 4 – 6-stündigen Depotwirkung sollte man Guarana ab dem Nachmittag nicht mehr nehmen

Jatoba

Neben dem roten Lapachotee steht Jatoba als weiterer großer Heiler auf der Liste der ganzheitlichen Regenwaldmedizin ganz oben.

Beim Jatobatee wird die innere Rinde verwendet, in der sich eine Vitalstoffvielfalt findet, die ihresgleichen sucht.

In den U.S.A., Japan und vielen europäischen Ländern wird der Jatobatee schon seit Jahren wegen seiner immensen gesundheitlichen Wirkung genutzt. Natürlich möchte die Wissenschaft die Geheimnisse aus dem Inneren der Rinde entschlüsseln, jedoch reichen trotz hoher Untersuchungstechnologie die vorhandenen Möglichkeiten noch nicht aus, um auch wirklich den letzten Bestandteil definieren zu können. So bleibt uns nichts weiter übrig, als dem alt hergebrachten, traditionellen Heilwissen zu vertrauen.

Auch der Jatobatee kommt aus dem brasilianisch-peruanischen Regenwald und bevorzugt das Umfeld des „alten" Regenwaldes. In kultivierten Arealen wächst er nur spärlich.

Was macht den Jatobatee aber nun so wirkungsvoll und vor allem, gegen was wirkt er? Um seine Heilweise zu verstehen, muß man sich die Eigenheiten der Baumrinde, vor allem des inneren Teils, vor Augen führen. Das „lebendige" Holz fungiert als Ader- und Transportsystem, um das lebenswichtige Wasser und andere Mineralstoffe zu den entlegensten Blattspitzen zu bringen. Damit hat die Rinde die Aufgabe, das lebenswichtige System zu schützen. Der Schutz richtet sich im allgemeinen gegen Pilze, Parasiten und andere Schädlinge, die dem Baummark gefährlich werden können. Diese antibakterielle, virale und mykotische Wirkung geht über die Teezubereitung in unseren Organismus über.

Zudem finden wir eine große Ansammlung antioxidierender Wirkstoffe wie Polysaccharide, Flavonoide und reichlich Tocopherolacetat, auch Vitamin E genannt. All diese Stoffe schützen die Zellmembran. Würde die Zellmembran zerstört, wäre es nur eine Frage kürzester Zeit, bis Mikroorganismen, Pilze und Parasiten die Oberhand erkämpft hätten, eine Erkrankung wäre die Folge. Doch glücklicherweise haben die Gesundheitsfeinde keine Chance gegen den antioxidierenden Vitalstoffblock.

Damit aber nicht genug. Mutter Natur hat der Jatobarinde auch noch eine anständige Portion Mineralstoffe geschenkt, die zur Aktivierung und Versorgung der körpereigenen Abwehr höchst effizient beitragen. So versorgt, haben Eindringlinge keine Chance und es wird verständlich, daß die Volksmedizin keine spezielle, sondern eine beinahe alle Krankheiten umfassende Anwendung beschreibt, angefangen bei Arthritis, Asthma, Bronchitis und Katarrh über Magenbeschwerden, Diarrhöe, Verdauungsprobleme und Geschwüre bis hin zur Nutzung als Beruhigungsmittel, Malariamedizin, Kopfschmerzmittel und vielen weiteren Heilanwendungen mehr.

Wenn man eine Eigenschaft hervorheben möchte, dann die, daß Jatoba aktiviert, motiviert und damit die Lebensqualität merklich steigert.

Holzfäller in Brasilien und Peru trinken den Tee in alter Tradition als Tonikum und Energiespender zu ihrer sehr mühevollen Arbeit, aber auch als Lungen- und Atemwegssanierer, da sie viel Staub und Dreck bei ihrer Arbeit schlucken müssen. Wissenschaftlich erwiesen hingegen ist seine adstringierende, krampf-/schleimlösende, das Immunsystem und vor allem die Atemwege positiv beeinflussende Wirkung. Er eignet sich wegen der vorgestellten Eigenschaften hervorragend zur Entgiftung und Entschlackung, ist aber auch in der Krankheitsverhütung ein verläßlicher Aktivposten. Für Alpinisten ein „Muß", wenn man die Akklimatisierung in höheren Lagen ohne die bekannten, unangenehmen Begleiterscheinungen wie Schwindel, Benommenheit u. a, schnell hinter sich lassen möchte. Jatoba steigert die Produktion roter Blutkörperchen. Diese sorgen dafür, daß mehr Sauerstoff zu den Zellen gelangt, was das Leistungspotential erhöht und Sauerstoffdefizite, beispielsweise durch Höhenunterschiede oder atmungsintensive Aktivitäten, behebt.

Gibt man dem Tee ein wenig Zitrone zu (1/4 Zitrone auf 1 Liter), so werden pflanzeneigene Alkaloide freigesetzt. Diese entschlacken das Blut und beugen so Durchblutungsstörungen und Thrombosen vor. Beim Aromatisieren mit Zitrone jedoch lieber zuwenig als zuviel verwenden. Leicht kann der Tee dann zu bitter werden. Auf Zucker sollte man verzichten und beim Süßen auf Honig oder Stevia zurückgreifen.

Die Zubereitung ist denkbar einfach: Geben Sie in einen Liter kochendes Wasser etwa 10 – 20 g Jatobarinde. Diese lassen Sie nun etwa 5 Minuten aufkochen. Untersuchungen haben aufgedeckt, daß der Vitalstoffgehalt im Tee mit der Länge der Ziehzeit zunimmt. Wie überall in der Natur ist zu viel schlecht und zu wenig unwirksam. Deshalb sollten Sie die 5 Minuten Ziehempfehlung einhalten, da sie sich seit Jahrhunderten als „goldenes Maß" bewährt hat.

Was aber den quantitativen Konsum angeht, so sind Ihnen keine Grenzen durch eventuell schädliche Nebenwirkungen gesetzt. Da der Tee einen sehr guten Geschmack hat und sowohl kalt als auch heiß getrunken werden kann, ist er in Südamerika und weltweit in vielen Haushalten zum beliebten Alltagsgetränk geworden. Eine besonders kostengünstige Art den Durst zu stillen, da Wasser und Strom für die Zubereitung beinahe nichts kosten und überall verfügbar sind. Auch der Tee ist relativ billig und hilft aktiv beim Sparen. Wer gesund ist, benötigt keine teuren Medikamente und hat darüber hinaus auch noch einen immateriellen, nicht mit Geld zu zahlenden Vorteil: Einen gesunden Körper und „guten Geschmack"!

Anwenderinfos Jatobatee (Hymenaea courbaril L.)

Dosierung: 5 – 10 g Rinde auf 1 Liter Wasser, täglich 1 Liter Tee oder 1 – 3 g Pulver

Vitalstoffe: Terpene, Polysaccharide, Flavonoide, Sodium-Citrat, Mineralstoffe, Vitamin E, alpha-Selinene, beta-Selinene, Taxifolin-3-o-rhamnoside, u. v. m.

Darreichung: Rindentee, Pulver, Kapseln, Tabletten, Trinkampullen

Indikation: Bei Bauch- und Kopfschmerzen, Arthritis, Asthma, Blasenentzündung, Hepatitis, Prostataleiden, Durchfall, Bronchitis, Diabetes, Rheuma, Beri-Beri, Katarrh, Malaria, Zysten, als Energetikum u. v. m.

Nebenwirkung: Keine bekannt

Johannisbeere, schwarze

Ein wirkungsintensives, typisches Produkt europäischer Volksmedizin ist die schwarze Johannisbeere.

Man findet die zumeist wildwachsenden schwarzen Johannisbeeren in einem Bereich, der sich von England bis nach Nordchina erstreckt. Hauptsächlich werden aus dem wuchtigen, bis zu drei Metern hochwachsenden, nicht gerade wohlriechenden Strauch die Blüten, Blätter und Früchte zur Verarbeitung geerntet.

Die Blätter, die fein zerschnitten und getrocknet werden, werden zwischen April und Mai geerntet und stehen dann kurze Zeit später als wohltuender und erfrischender Tee zur Nutzung bereit.

Bekannt ist die schwarze Johannisbeere vor allem wegen des sehr hohen Vitamin C-Gehalts. In der Volksmedizin und der Schulmedizin sind die Indikationen breit gefächert. So wirkt die Beere adstringierend, fördert die Schweißabsonderung, wirkt tonisierend und vitalisierend, unterstützt den gesamten Verdauungstrakt in seiner natürlichen Funktion und hat beruhigende Wirkung bei chronischem Durchfall, Magenkoliken sowie Magenschmerzen. Zudem bekämpft sie Migräne, senkt Fieber und ist als Mundspülung bei Mund- und Racheninfektionen sowohl in der Prävention als auch in der akuten Behandlung ein milder, aber dennoch sehr wirkungsvoller Heiler.

Trotz der wirkungsvollen Krankheitsbekämpfung sind keine bekannten Nebenwirkungen aufgetreten. Da die schwarze Johannisbeere auch in unseren Breitengraden nicht gerade selten vorkommt, bietet es sich für den Naturliebhaber an, einen gesunden Spaziergang mit der Ernte der Beeren und Blätter zu vereinen. Am wirkstoffhaltigsten sind die natürlichen Heiler zwischen April bis Juni.

Natürlich muß beim Sammeln und Verwenden der

schwarzen Johannisbeere nicht nur der Gesundheitsaspekt mitspielen. Man kann die Früchte auch genau so gut zu Konfitüre, Kompott oder leckerem Saft verarbeiten. Je mehr Verarbeitungsgänge die Ernte aber mitmacht, desto höher ist auch der Vitalstoffverlust, wobei aber dem Genießer nicht vorenthalten bleiben soll, daß die Ingredienzien dennoch vorhanden sind, wenn auch im geringeren Maße.

Trotzdem bitte ich alle Laien unter den Sammlern, genau zu prüfen, ob es sich bei den gesammelten Früchten und Blättern auch wirklich um schwarze Johannisbeeren handelt und nicht um andere, ungenießbare schwarze Perlenfrüchte. Wenn Sie aber auf Nummer sicher gehen wollen, dann kaufen Sie einfach ein Ribes nigrum-Präparat in Ihrer Apotheke.

Anwenderinfos Johannisbeere, schwarze (Ribes nigrum)

Dosierung: Zur Nahrungsergänzung täglich 1 – 2 Tassen Tee, bei therapeutischer Anwendung siehe Verpackungsbeilage oder Rezept

Vitalstoffe: Vitamin C (sehr hoch), Gerbstoffe, organische Säuren

Darreichung: Tee, Ganzfrüchte getrocknet oder frisch, Tabletten, Dragees, Kapseln, Saft

Indikation: Vitamin C-Mangel, Durchfall, Magenprobleme, Migräne, fiebersenkend, Kariesprophylaxe, Mund- und Rachenspülung als Prävention und auch zur akuten Behandlung, vitalisierendes Tonikum, adstringierend, schweißtreibend

Nebenwirkung: Keine bekannt

Johanniskraut

Wen fasziniert der Gedanke nicht, das Sonnenlicht einzufangen und seine wohlig-warm strahlende Energie zu nutzen? Wer dies als witzigen, nicht erfüllbaren Wunschgedanken ansieht, den wird das Johanniskraut eines besseren belehren.

Das zu den ältesten Heilpflanzen zählende Johanniskraut braucht sonnige Plätze, um zu gedeihen. Unter der Sonnenbestrahlung steigt sein heilvoller Hypericingehalt.

Den Höhepunkt seiner Blüte und den höchsten Hypericingehalt weist die Heilpflanze in den Sonnenmonaten Juni/Juli auf. Zu dieser Zeit findet auch die Ernte statt, bei der nur die gefächerten gelben Blüten vom robusten Stengel getrennt werden. Um an das heilkräftige Hypericin zu gelangen, werden die Blüten gepreßt oder in einem Öl unter Sonneneinwirkung angesetzt. Der so gewonnene Wirkstoff findet breiten Einsatz in der Kosmetik, vor allem aber in der Pharmabranche.

Als Kosmetikum ist es wegen seiner desinfizierenden und wundheilenden, vor allem aber beruhigenden und sanften Wirkung weit verbreitet. Am effektvollsten sind hierbei spezielle Kosmetiköle, die meist keine weiteren Fremdstoffe beinhalten. Doch Vorsicht bei Äußerer Anwendung. Das Hypericin hat photosensibilisierende Wirkung, was bedeutet, daß es die Sonnenstrahlung intensiviert aufnimmt. Also nie sich der direkten Sonne über längere Zeit aussetzen, wenn man Johanniskrautöl aufgetragen hat.

Äußerlich läßt sich das Hypericin schnell lindernd und heilend bei Verbrennungen und Wunden gebrauchen. Es wirkt antibakteriell und fördert die Kapillardurchblutung. Innerlich wird es bevorzugt bei psychovegetativen Störungen, depressiven Verstimmungen, Angst, nervöser Unruhe und zur Behebung dyspeptischer Beschwerden (Reizmagen) verabreicht.

Die Kirastudie von Dr. B. Grube hat bahnbrechende Ergebnisse in punkto Wechseljahrsbeschwerden ergeben. Statt teurer, mit eventuell schädlichen Nebenwirkungen behafteter Hormone, die in ihrer Wirkung zweifelhaft sind, hat sich Johanniskraut in hoher Konzentration in einer wissenschaftlichen Berliner Studie als höchst effizient herausgestellt.

Laut Prof. Dr. Rabe von der Universitätsfrauenklinik Heidelberg sind es nicht immer die endogenen Hormondefizite, die zu den Beschwerden führen, sondern eher depressive Verstimmungen. Gegen diese ist jedoch ein Kraut gewachsen, nämlich das Johanniskraut, das den Übergang in einen neuen Lebensabschnitt auf sanfte Art und Weise unterstützt.

Anwenderinfos Johanniskraut (Hypericum perforatum)

Dosierung: Je nach Darreichung, s. Herstellerangaben

Vitalstoffe: Hypericin, Gerbstoffe, Flavonglykoside

Darreichung: Tee, Kapseln, frisches Kraut, Kosmetiköle und Cremes

Indikation: Wundheilend, antibakteriell, desinfizierend, leichtes Antidepressivum, bei nervöser Unruhe und psychovegetativen Störungen, Schlafstörungen, Verdauungsstörungen, verbessert Kapillardurchblutung, bei scharfen und stumpfen Verletzungen, Muskelschmerzen und Verbrennungen (Sonnenbrand), durchblutungsfördernd, unterstützt den Säureschutzmantel der Haut

Nebenwirkung: Hat photosensibilisierende Wirkung, also nicht *vor* dem Sonnenbad auf die Haut auftragen!

Karotine

Vor Millionen, ja eigentlich schon vor Milliarden von Jahren, haben Pflanzen begonnen, Kohlenstoffatome aus ihrer Umgebung zu entziehen, um mit deren Hilfe komplexe Moleküle zu basteln, die Karotine.

Diese hochkomplizierten Molekülgebilde sind nichts anderes als Farbstoffe, denen die Pflanzen ihre prachtvolle Farbvielfalt verdanken. Diese Farbstoffe haben aber noch weitaus bedeutendere Aufgaben, als nur für die optische Schönheit zu sorgen. Sie schützen die Pflanzenzellen vor den zerstörerischen Angriffen feindlicher Mikroorganismen, aber auch vor dem hochexplosiven Prozeß der Photosynthese, also der Spaltung von Regenwasser in Wasserstoff und Sauerstoff mit Hilfe des Sonnenlichts.

Betrachtet man eine Pflanze, dann fallen die vielfarbigen Blüten auf, wobei Stengel und Blätter im monotonen Grün erscheinen. Das kommt daher, weil die Blüte und der Sproß der Samenpflanzen besonders empfindlich sind. Deshalb bekommen sie auch die höchste Konzentration an Karotinen.

Würde es keine Karotine geben, dann würden die freien Radikale (aggressive Sauerstoffverbindungen) die ungeschützten Zellteile oxydieren oder, allgemein verständlich, verbrennen. Ohne Karotine wäre die gesamte üppige Flora zu einer braunen welken Masse abgebrannt. Da sich die freien Radikale immer neue Wege ausdenken, die leckeren Pflanzenzellen zu zerstören, haben sich auch diese dadurch gewappnet, indem sie immer neue Karotine zu ihrem Schutze hervorbringen.

Mittlerweile zählt man über 500 verschiedene Karotine, mit denen sich die Pflanzen wirksam gegen die Gefahren von außen panzern. Der Schutz der Karotine ist aber nicht nur Pflanzen vorbehalten, sondern auch dem Menschen und den Tieren.

Vor allem im dunkelgrünen, gelben und roten Gemüse erreichen uns die Karotine, um unsere Zellen zu schützen und somit einem vorzeitigen Altern und gesundheitlichem Verfall Einhalt zu gebieten. In unserem Körper sind Karotine fetthaltige Farbstoffe, die als Stoffwechselvorläufer zum Vitamin A fungieren.

Man beachte, daß pflanzliche Karotine in einem dichten Fasergerüst aufgenommen werden, die durch unsere Verdauungssäfte, trotz Höchstleistung, nicht vollständig abgebaut werden kann. Nur etwa 40 Prozent der aufgenommenen Karotine kommen dadurch zur Wirkung. Der Rest wird samt Fasern ausgeschieden.

Karotine sind für unser Leben genauso wichtig wie Sauerstoff. Man sollte deshalb ein wachsames Auge darauf haben, seine Vorräte stets nachzufüllen. Im Gegensatz zu Vitamin A, wird überdosiertes Karotin ausgeschieden. Man sollte also auf ein geregeltes Maß achten, damit sich immer vernünftige Mengen an Karotin im Blut befinden, um so zu den Körperzellen zu gelangen und diese vor den Attacken der freien Radikale und anderer Feinde zu schützen.

Hohe Anteile an Karotin tummeln sich vor allem in Karotten und frischem, grünem Blattgemüse. Die Karotinkonzentration läßt sich zudem um das Doppelte steigern, wenn man gesättigte Fettsäuren (Butter) zur karotinreichen Kost zu sich nimmt. Damit werden nicht nur die Zellen rundum versorgt, es bleiben auch genügend Karotine übrig, die unter Zuhilfenahme von Enzymen und Gallensalzen die Vitamin A (Rutin)-Metamorphose vollziehen! Rutin ist dabei das Vitamin A, das aus der Synthese von Karotinen entsteht, wobei das „echte" Vitamin A, Retinol, nur im Fleisch vorkommt (vor allem in der Leber, wo das Retinol auch gespeichert wird). Doppelt gemoppelt, wie der Volksmund spricht.

Anwenderinfos Karotine

Dosierung: Drei kleinere karotinhaltige Mahlzeiten täglich (Spinat, Salat, Möhren) oder 1 – 2 Tabletten, was einem Karotinbedarf von 1,5 – 2 Milligramm täglich entspricht

Vorkommen: In grünem dunklem Blattgemüse und Früchten, vor allem Aprikosen, Möhren

Darreichung: Obst, Gemüse, Säfte, Konzentrate, Tabletten, Kapseln

Indikation: Antioxydanz, Zellschutz, Vitamin A-Deckung, bei Sehschwäche, Müdigkeit, Antriebslosigkeit, Prophylaxe bei Tumoren und Krankheiten allgemein, als Ganzkörpertonikum

Nebenwirkung: Bei langandauernder Überdosierung können sich allergische Reaktionen einstellen

Kiwi

In Hollywood, der Stadt der Erfolgreichen und Schönen, tummeln sich die Filmstars bei einem der vielen Banketts am Buffet und vergreifen sich an den kulinarischen Lekkerbissen, die vor ihnen aufgebaut sind. Dabei macht es den Anschein, als würde sich keiner Gedanken machen um seine Figur, alle essen und trinken munter darauf los. Die Sternchen und Stars haben längst einen Weg gefunden, ihr Gewicht mühelos zu vermindern oder zu halten. Begeistert wird dort von den Kiwi-Enzymkuren berichtet.

Es ist in den U.S.A. kein Geheimnis mehr unter denen, die auf ihre Figur achten müssen. Kiwi-Fruchtenzyme dämmen den Hunger nachhaltig ein. Dies liegt vor allem an dem Enterostatyn, das das Sättigungsgefühl aktiviert. Dieser famose Stoff kann aber noch mehr als nur sättigen. Zudem baut er das Fett aus der Nahrung ab und ist ein kraftvoller Helfer, wenn es darum geht, Pölsterchen an Problemzonen zu beseitigen.

Zu den großen Befürwortern der Kiwidiät und des neuartigen Wirkstoffs gehört Prof. Glenn Murdoch von der Universität of Los Angeles. Er beschreibt Enterostatyn als Stoff „... der beim Menschen die natürliche Hunger-satt-Balance steuert". Mit dieser Meinung steht er nicht alleine.

Auch der deutsche Ernährungsexperte Dr. H. Frank ist begeistert von dem neuen Stoff. Er berichtet davon, daß seine Frau Kiwitabletten, die ein hohes Enterostatynvorkommen haben, eingenommen hat. Der Erfolg stellte sich nach bereits einer Woche ein: 3,5 Kilogramm Gewichtsverlust. Ein überzeugendes Argument für alle Figurbewußten und die, die es werden wollen.

Unterstützt wird das Enterostatyn von den vielen, teils sehr hoch konzentrierten Spurenelementen und Vitaminen. Vor allem das Hauptvitamin C und Kalium ist in hohen Konzentrationen enthalten. Kalium ist wichtig zur Regulierung des Wasserhaushalts, hilft beim Sauerstofftransport ins Gehirn, baut Schadstoffe sowie schädliche Stoffwechselreste im Körper ab und hilft bei der Senkung des Blutdrucks.

In dieser Vitalstoffkombination wird der Stoffwechsel angeregt, der ja auch eine entscheidende Rolle bei Diäten spielt. Wer sich nun entschließt, eine Kiwidiät zu beginnen, hat die Wahl, ob er 1 – 2 Kilo der Neuseelandfrucht täglich vertilgt, oder ob er lieber ein Fertigpräparat, in dem die Wirkstoffe in einer kleinen Pille konzentriert sind, zu sich nimmt.

Es gibt einige Hersteller, die Kiwifrucht*enzym*präparate anbieten. Sie enthalten höchstkonzentriertes Enterostatyn und sind von der Wirksamkeit her wesentlich effektiver, jedoch erheblich teurer, als herkömmliche Kiwipräparate. Aus dem mannigfaltigen Kiwiangebot habe ich mich für die Kautabletten entschieden, die mich herstellerunabhängig durch ihren wirklich fruchtig frischen Geschmack und ihre famose Wirkung überzeugt haben.

So geschmackvoll und einfach war ein gesundes und nachhaltiges Abnehmen noch nie. Probieren Sie es!

Anwenderinfos Kiwi

Dosierung: 1 – 2 Kilogramm täglich oder 4-8 Tabletten je nach Konzentration

Vitalstoffe: Enterostatyn, Vitamin A, C, E, B2, Folsäure, Carotin, Kalium, Phosphor, Zink, Eisen, Natrium

Darreichung: Ganzfrüchte, Tabletten, Kapseln, Fruchtschnitten, Trinkampullen

Indikation: Zur Gewichtsreduzierung, Vitalstoffversorgung, Zellschutz, Entschlackung, Stoffwechselharmonisierung, blutdrucksenkend, zur organischen Schadstoffausscheidung, Regulierung des Wasserhaushaltes

Nebenwirkung: Keine bekannt

Kolloidales Silber

Bei uns sind die fein zerkleinerten Metalle und Mineralstoffe noch annähernd unbekannt. Schade eigentlich, da es unendliche Einsatzmöglichkeiten für die kolloidalen (= feinzerteilten) Stoffe gibt.

Im esoterischen Bereich räumt man Silber eine reinigende, ordnende und ganzheitliche Wirkung ein. Bei kolloidalen Silberlösungen wird kein chemisch zusammengestelltes Silber verwendet, sondern metallisch reines Silber, das in submikroskopische Gruppen von nur wenigen Atomen zerlegt wird, die durch die geringe Ladung auf jedem Atom im Wasser schweben. Für den Menschen ist diese Zusammensetzung absolut unbedenklich und ungiftig, für Keime und Bakterien jedoch ist diese Mischung der sichere Exitus.

Im Gegensatz zu chemischen Zusammensetzungen kann Silber im kolloidalen Zustand in einer wesentlich höheren Konzentration zugeführt werden. Dabei erzielte Resultate zeigen eine deutlich erhöhte Effizienz.

Wo liegt aber nun die Anwendung beim kolloidalen Silber und gegen was hilft es? Zunächst wirkt es in einer homöopathischen Dosierung von nur 5ppm (parts per million), also 5 Tropfen Silber auf eine Millionen Tropfen Wasser. Dennoch ist diese Dosierung dermaßen wirksam, daß aller Schimmel, Viren, Bakterien, Streptokokken, Staphylokokken und viele andere pathogene Organismen binnen drei bis vier Minuten abgetötet werden.

Diese Eigenschaften öffnen das Tor zu ungeahnten Anwendungsmöglichkeiten. Anders als phytopharmakologische Wirksubstanzen, die ihre Wirkung auf der organischen Basis ihrer selbst hervorgebrachten Pflanzenstoffe entfalten, beruht die reinigende, heilende und prophylaktische Kraft des kolloidalen Silbers auf der Basis kleinster subatomarer Energien, die wirkungsvoll in die mannigfaltigsten körperchemischen Abläufe eingreifen. Wissenschaftliche Erklärungen für die Wirkweise kolloidaler Dispersionen sind nur sehr unverbindlich und stützen sich größtenteils nur auf Thesen, die dem heutigen Kenntnisstand der Physik und Chemie zugrunde liegen. Auch die Kolloidchemie, die 1861 erstmals durch Th. Graham dieses Thema aufnahm, kann keine wissenschaftlich nachvollziehbaren Erklärungen liefern. Dennoch konnten schon viele Menschen Heilung und Linderung damit erfahren. Hier sollen deswegen Indikationen benannt werden, zu denen positive Erfahrungsberichte vorliegen wie beispielsweise bei Schürf- und Schnittwunden, Warzen, offenen Geschwüren, Hautkrebs, Ekzemen, Akne, Mückenstichen sowie bei nahezu allen Hautproblemen. Darüber hinaus kann es inhaliert, in die Nase gesprüht oder in die Augen geträufelt werden.

Übrigens eignet sich der Einsatz von kolloidalem Silber auch zur Beseitigung von Würmern, Flechten, Parasiten und anderen Mikroben bei Tieren und Pflanzen.

Wenn man mit kolloidalem Silber den im Organismus parasitierenden Mikrobewohnern auf den Pelz rücken möchte, sollte man sehr viel Wasser trinken, um die abgetöteten Mikroben ausscheiden zu können.

Kolloidales Silber wird als wässrige Lösung zubereitet, hat keinen Eigengeschmack und sieht auch so aus wie Wasser. Doch glauben Sie mir, daß die Herstellung sehr aufwendig ist, ohne daß man es erkennen kann. Kolloidale Zubereitungen, die generell aus allen organischen und anorganischen Stoffen bestehen können, sind nicht billig, dafür aber hochwirksam. Trotz der vielen positiven Erfahrungsberichte gibt es dennoch auch anderslautende Aussagen über den Wirkerfolg. Bei der Ursacheprüfung stellte sich dann heraus, daß kolloidale Zubereitungen nur einen natürlichen Feind haben, – die Macht der Eigensuggestion. Wer also die Anwendung zu einer Glaubenssache macht und die Wirkung mit Blockaden und falschen Vorstellungen verhängt, der sollte sich nicht wundern, wenn der Erfolg ausbleibt. Ich möchte deshalb allen raten, den Kopf gerade bei nicht-erklärbaren Dingen abzuschalten, sich zu öffnen, der Wirkung freien Lauf zu lassen und auf die Signale des Körpers zu hören. „Loslassen" und „Akzeptanz" bringen neue Kraft und fördern neben den Selbstheilungskräften auch die Effizienz der zugeführten Heilstoffe. Zweifel und Widerstand hingegen schmälern den Eigenenergiefluß und verringern die Kraft positiver Wirkungsabläufe. Diese Form der Nahrungsergänzung basiert auf reiner Energie, dem elementarsten Prinzip auf dem alles um uns herum aufgebaut ist. Man sieht sie nicht und dennoch gäbe es nichts ohne sie.

Anwenderinfos für kolloidales Silber

Dosierung: 2 – 3mal täglich einen halben Teelöffel

Vitalstoffe: Feinstzerkleinertes Silber (5 ppm)

Darreichung: Wäßrige Lösung

Indikation: Bei nahezu allen infektiösen, bakteriellen oder durch andere pathogene Organismen verursachten Krankheiten, wie z. B. Pilzerkrankungen

Nebenwirkung: Keine bekannt

Kombucha-Teepilz

Medusomyces Gisevii nennt man diesen Pilz, von dem man eigentlich gar nicht weiß, ob es sich bei ihm um eine Alge, einen Pilz oder um eine Flechte handelt. Nach unbestätigten Überlieferungen aus chinesischen Erzählungen, fand der Kombucha seinen Ursprung in Taiwan, wo man ihn „K'un-Pu-Ch'a" nannte, was übersetzt soviel heißt wie „Leben-das-aus-dem-Meer-stieg-Tee". Wir knüpfen jedoch da an, wo der Kombucha zu seinen Namen kam und wo er das erstemal in der Traditionsgeschichte nachweislich verwendet wurde.

Man geht davon aus, daß er seinen Ursprung in Korea fand, da es der koreanische Wanderarzt „Kombu" war, der etwa 400 n. Chr. kranke Menschen auf seinen Reisen mit Kombucha behandelte. Wie lange „Kombu" das damals schon machte und wie weit die Ursprünge noch zurückgehen, kann nur gemutmaßt werden. Stichhaltige historische Beweise gibt es erst, nachdem „Kombu" den damaligen japanischen Kaiser Inkyo mit seinem wundersamen Teepilz von einem schweren Magenleiden heilen konnte. Zu Ehren des Wanderarztes nannte der Kaiser den Teepilz von nun an „Kombu". Da Tee auf japanisch „cha" heißt, wurde aus der Medizin des Wanderarztes der bis heute bekannte „Kombucha".

Mit Beginn der Neuzeit und dem Ausbau der Infrastruktur breitete sich das Wissen um den Kombucha über den gesamten asiatischen Raum aus. Von dort gelangte es nach Rußland, wo Gärgetränke schon seit jeher sehr beliebt waren (man denke beispielsweise an Kwass, das hauptsächlich aus Brot, Wasser und anderen Zutaten hergestellt wird). Zudem stieg der Kombucha bei der russischen Bevölkerung in seiner Beliebtheit, da er eine billige und wohlschmeckende Alternative zum damals sehr teuren Schwarzen oder auch Grünen Tee war.

1913 schrieb Prof. G. Lindau erstmals eine deutschsprachige, wissenschaftliche Abhandlung über die Kombuchakultur und die erfolgreichen Heilanwendungen. Dabei nutzte Prof. Lindau wissenschaftliche Forschungsergebnisse des Dr. Gisevius, der den Teepilz, den er für ein langes und gesundes Leben verantwortlich machte und dessen Heilkräfte er eindrucksvoll dokumentierte, „Medusomyces" nannte. Später wurde dann der Name zu Ehren des westlichen Urvaters „Gisevii" von Prof. Lindau ergänzt.

Nach einer kurzen Zeitspanne war der Kombucha-Teepilz, den man „Mo-Gu", „Chinapilz" oder „Fungojapon" nannte, zum volkstümlichen Hausgetränk und Allheilmittel in nahezu ganz Europa.

Dann jedoch geriet der Kombucha in Vergessenheit, was großteils am ersten, jedoch vor allem am zweiten Weltkrieg lag. Zu dieser Zeit war Zucker und Tee sehr rar und beinahe unmöglich zu beschaffen. Damit fehlten auch die Grundlagen zur Zubereitung des Kombuchagetränks und so wurde er Opfer der damaligen Zeitgeschehnisse bis er fast vollkommen in Vergessenheit geriet. Mit wachsendem Wohlstand, Zunahme der sogenannten Zivilisationskrankheiten und der immer interessierten Auseinandersetzung und Ursachenforschung darüber, ebnete ihm wieder den Weg zum volkstümlichen Allheilmittel.

Um Kombucha jedoch gesundheitsaktiv nutzen zu können, muß man ihn zuerst einmal, nach festen Regeln, artgerecht zubereiten.

Neben einem Kombuchapilz benötigt man eine geeignete Nährlösung aus gezuckertem Schwarzen, Grünen oder Kräutertee, auf keinen Fall jedoch Tees mit fungizider Wirkung, in der der Kombuchapilz angesetzt wird. Sinkt der Pilz beim Ansetzen ab, so bildet sich auf der Nährlösung ein neuer Kombuchapilz, der schon bald darauf zu gären beginnt. Bleibt der Pilz hingegen an der Oberfläche, so beginnt er dort nach sehr kurzer Zeit zu gähren. Während des Gär- und Oxidationsprozesses durchläuft der Kombucha verschiedene komplizierte Assimilations- und Dissimilationsprozesse, wobei wertvolle Vitalstoffe in das Getränk eingehen. Um die freigesetzten Wirkstoffe und den Entwicklungsprozeß nicht negativ zu beeinflußen, muß man große Sorgfalt auf die Wahl des Gärgefäßes legen. Verwenden Sie deshalb nur Gefäße aus Porzellan, Glas oder Keramik, die vor dem Ansetzen gründlich zu reinigen sind, am besten mit kochenden Wasser. Ein Grundsatz bei der Kombuchazubereitung ist: Je größer die hygienische Basis, desto effizienter sind die Wirkstoffe im Endprodukt. Die wirkungsaktivsten Kombuchastoffe sind dabei Glucorensäure, die Vitamine Thiamin, Riboflavin, Niacin, Pyridoxin, Cobalamin, Ascorbin, Folsäure, (L+) Milchsäure, Aminosäuren, Enzyme und verschiedene antibiotische Stoffe.

Beim Kombuchagärprozeß haben Wissenschaftler eine phänomenale und äußerst seltene Reaktion entdeckt. Die Kombuchakultur geht beim Ansetzen mit Hefezellen und anderen Mikroorganismen eine Symbiose ein. Diese ist deshalb so erstaunlich, weil bei der Kombuchagärung schädliche Fremdstoffe vernichtet werden. Das Getränk hält sich also selbst rein und fremdstoff-frei! Dieses Phänomen ist hauptsächlich auf die Glucorensäure zurückzuführen, die beim gesunden Menschen ausreichend in der Leber produziert wird, und die für die körpereigene Entgiftungsreaktionen verantwortlich ist.

Im Zeitalter der Genußgifte wie Alkohol, Zigaretten, Kaffee und Medikamente, reicht die körpereigene Glucorensäureproduktion oftmals nicht mehr aus, eine äußere Zufuhr ist notwendig um die verschiedenen Gifte aus dem Körper zu verbannen, damit sie keinen Schaden anrichten können.

Ein weiterer fundamentaler Vitalstoff ist die Milchsäure (L+). Die rechtsdrehende Milchsäure versorgt das Gehirn und den Organismus mit Energie, regt die Verdauung an, fördert die Durchblutung und ist unentbehrlich beim Energiestoffwechsel. Als Regulativ der Darmflora und -fauna stellt sie wichtige Stoffe zur schützenden Funktion des Immunsystems bereit.

Der dritte herausragende „Heilstoff" sind die Polysaccharide, die als Energieträger biologisch hoch aktiv sind. Dabei wird der Stoffwechsel gefördert und die Mastzellen gestärkt. Das Immunsystem wird insbesondere auf eine tumoröse Abwehrwirkung eingestellt, das mutagenen und pathogenen Stoffen entgegenwirkt, wodurch der Entstehung von Tumoren prophylaktisch überaus effizient Einhalt geboten wird. Als Adjuvans zur Krebstherapie haben sich vorbenannte Eigenschaften als sehr sinnvoll und äußerst wirkungsaktiv zur erfolgreichen Erreichung des Therapieziels erwiesen. Einige geheilte Patienten berichten sogar davon, daß sie den diagnostizierten Tumor nur mit Hilfe des Kombuchapilzes besiegen konnten, wobei die Kombuchaheilung die besten Erfolge hatte, je früher man das Krebsgeschwür feststellte. Doch Vorsicht, eine Heilungsgarantie gibt es nicht. Aber die gute Chance eine Schlacht im Kampf gegen die Krankheit siegreich zu schlagen.

Das Zusammenspiel dieser drei krankheitsdämmenden Hauptwirkstoffe, die von vielen Vitaminen, Antioxydantien und Spurenelementen aus dem natürlichen Vitalstoffsystem optimal in ihrem Wirken gefördert werden, machen den Kombucha zu einen sehr erfolgreichen Standard im Bereich der Nahrungsergänzung zur Krebsprophylaxe und Bekämpfung. Da auch das körperliche Wohlbefinden für die gute Gesundheit wichtig ist, möchte ich nicht unerwähnt lassen, daß durch die große Enzymansammlung, der Kombucha sehr hilfreich beim Abbau unliebsamer Fettpölsterchen ist, gerade die Problemzonen an Hüfte, Po und Beinen fallen seinem Wirken zum Opfer. Allen Menschen, die mit Kombucha einen therapeutischen Heilerfolg suchen, möchte ich nahe legen, daß sie sich die Arbeit machen sollten, ihren Kombuchapilz selbst zu ziehen. Durch ihr Mitwirken an der Herstellung ihres eigenen Heilelixiers werden auch sie ein Teil ihrer Heilung. Menschen jedoch mit einem Drang zur Selbstzerstörung müssen sich mit einer einzigen lästigen Nebenwirkung abfinden: Man fühlt sich wohl!

Das Spektrum der Krankheiten, die erfolgreich behandelt werden könnten, ist immens und würde eigens ein Buch füllen. Das Ergebnis aus vielen Erfahrungsberichten zeigt gute Erfolge bei allen Krankheiten, die auf einen gestörten Stoffwechsel, Vergiftungen, Infektionen, organischen Fehlfunktionen, Tumorwucherungen und Immunschwächen zurückzuführen sind.

Dennoch, Kombucha ist kein hochwirksames Medikament zur akuten Krankheitsbehandlung. Der Erfolg zur Heilung liegt, wie bei fast allen Naturheilstoffen, in der Prophylaxe und rechtzeitiger, konstanter Anwendung.

Das Ursache-Wirkung-Prinzip begründet sich in der effizienten Vitalstoffkombination, die zum einen die Organe in ihren Funktionen anregt, andererseits aber auch die „Arbeitsmittel" zur Verfügung stellt, damit die körpereigene Maschinerie gut geschmiert ablaufen kann.

Anwenderinfos Kombucha-Teepilz

Dosierung: Je nach Verträglichkeit 2 – 3 Kapseln oder 1 – 3 Gläser Kombuchagetränk täglich

Vitalstoffe: Glucon- und Glucorensäure, Vitamin B1, B2, B3, B6, B12, C, Folsäure, (L+) Milchsäure, Aminosäuren, Enzyme, Polysaccharide, Essigsäure und verschiedene antibiotische Stoffe

Darreichung: Tabletten, Kapseln, Fertiggetränk, Getränkegrundstoff, Kultur

Indikation: Stärkt das Immunsystem, wirkt gegen Kopf- und Gliederschmerzen, Rheuma, Gicht, hat antivirale-, fungizide-, antimutagene-, antitumoröse Eigenschaften, unterstützt die Leber bei der Giftausscheidung, reguliert die Darmtätigkeit, hilft bei Verstopfung, als Zellschutz, wirkt blutreinigend, entschlakkend, entgiftend, gegen Akne und Arterienverstopfung u. v. m.

Nebenwirkung: Keine bekannt

Kreatin

Kreatin ist allgemein bekannt unter Sportlern und Gesundheitsbewußten. Was jedoch nur wenige Nutzer wissen, ist, daß es sich bei diesem Stoff um keine Aminosäure handelt und auch um kein Derivat, also um einen Stoff, der aus einem anderen, fremden Stoff aus einem Biochemischen Prozeß entstanden ist und nicht in Enzyme eingebaut werden kann, ganz im Gegensatz zu den Aminosäuren.

Im Fachjargon bezeichnet man Kreatin als eine N-Methyl-Guanidino-Essigsäure, das in Leber und Niere aus Glycin und aus der Guanidinogruppe des Arginin gebildet wird.

Diese Guanidino-Verbindung sitzt größtenteils in der Skelettmuskulatur, Herz und Gehirn. Für den zellulären Energiehaushalt und Energiemetabolismus ist dieser als Energiewandler von existentieller Bedeutung.

Eine wichtige Rolle kommt dem Kreatin auch bei der Funktion der Photorezeptorenzellen der Netzhaut, sowie der Spermien- und Elektrozytenproduktion zu.

Kreatin, das im Muskel in phosphorylierter Form vorliegt, regeneriert die ATP (Adenosintriphosphate), die wichtigsten Energielieferanten des Intermediärstoffwechsels, wodurch die ATP-Biosynthese in den Mitochondrien angekurbelt wird. Dort wird durch hydrolytische Spaltung der Adenosintriphosphate Energie freigesetzt und in den Organismus gespeist.

Enzymreiche Nahrung beeinflußt die Energiesythese zusätzlich positiv. Im Muskel mobilisiert das Kreatin zusätzlich Energie und Kraft, indem es die Zuckeraufnahmefähigkeit des Muskels steigert, was wichtig für einen gesunden Muskelaufbau ist. Neben der aktiven Energiearbeit fungiert Kreatin auch als Energie-Puffer, -Speicher und -Transportersystem. Es setzt die notwendigen Kräfte frei, um die Aufgaben des Alltags locker zu bewältigen und vor allem in der Zeit nach der Arbeit aktiv seinen Interessen nachgehen zu können.

Kreatin ist also ein Muskel- und Energie-Activizer. Wer müde und schlapp ist, sollte daher zuerst einmal den Kreatinhaushalt unter die Lupe nehmen, denn 80 – 120 Gramm der Substanz lassen sich in einem gesunden, aktiven Körper eines etwa 70 Kilogramm schweren Menschen finden.

Bei Vegetariern stellt sich ein Defizit von minimal 40 Prozent ein, da Kreatin nur in Fleisch und Fisch vorkommt. Derlei Defizite können schwere neuromuskuläre Symptome hervorrufen. Um den Tagesbedarf zu decken, der bei normalen Eßgewohnheiten 2 – 4 Gramm beträgt, bei erhöhter Aktivität sogar zwischen 4 – 6 Gramm liegt, muß man zu der komplizierten körperlichen Eigenproduktion, bei der Niere, Leber und Bauchspeicheldrüse komplex miteinander verflochten 1 – 2 Gramm Kreatin selbst produzieren, sich dennoch ausreichend von außen versorgen.

Da die fleischreduzierte Kost bei immer mehr Menschen zu beobachten ist, folgert daraus ein erhöhter Bedarf. Kreatin kann in der handelsüblichen Form, meist als synthetisch hergestelltes Präparat erworben werden. Also, keine Angst vor BSE, da zur Kreatinherstellung keine tierischen Bestandteile erforderlich sind, was auch für strenge Vegetarier keine Abweichung ihrer strikten Ernährungsregeln bedeutet.

Vor Nebenwirkungen beim Kreatin-Konsum braucht man sich nicht zu fürchten, – es gibt bis dato noch keine, und was der Körper nicht verarbeiten kann, das wird über die Nieren ausgeschieden.

Anwenderinfos Kreatin (Kreatin monohydrat)

Inhaltsstoffe: Meist 100 Prozent Kreatin

Wirkung: Beugt Muskelkater vor, erhöht die Leistungsstufe, erhöht Sehkraft sowie Spermien- und Elektrolytenproduktion, fördert das Wohlbefinden, wirkt tonisierend und vitalisierend

Darreichung: Pulver, Tabletten, Injektionen, Mischpulver

Wichtig: Man unterscheidet Kreatin als lebensmittelrein und klinisch rein. Dabei gibt es erhebliche Preisunterschiede. Menschen mit sehr hohem und regelmäßigem Kreatinbedarf sollten auf das klinisch reine Kreatin zurückgreifen, vor allem wenn es injiziert wird! Auf Kombipräparate (zum Beispiel Kreatin plus Enzyme oder Kohlenhydrate) sollte verzichtet werden

Nebenwirkung: derzeit keine bekannt

Lapacho

Der Lapachotee gehört zu den ältesten und bekanntesten Naturheilmitteln Südamerikas. Das Spektrum, in dem er genutzt wird, ist schier grenzenlos. Hauptsächlich trinkt man ihn kalt zur Erfrischung. Der Tee mit seinem zarten Rauchgeschmack und einer Nuance Vanille erfrischt nicht nur erstklassig und stillt den Durst, er ist auch noch hochgradig gesund!

Der Lapachobaum ist in weiten Teilen Süd- und Mittelamerikas beheimatet. Sein Holz ist sehr hart, weshalb man es auch in alter Tradition zum Bogenbau verwendet hat. Daher hat er auch seinen vielleicht bekanntesten Namen, nämlich Pau D'Arco, was übersetzt „Bogenholz" bedeutet. Außer zum Bogenbau eignet sich das Holz des Lapachobaumes, den man auch gerne als „Südamerikanische Eiche" bezeichnet, sehr gut für nahezu alle Belange in der Holzverarbeitung. Vielleicht gehörte Lapacho zu den ersten Gütern, die den Gesetzmäßigkeiten der sanften Nutzung natürlicher Ressourcen unterlagen.

Von einer gefährdeten Art muß man hier glücklicherweise nicht sprechen. Um an die Rinde des Baumes zu kommen, muß man ihn nicht zerstören, sondern kann 1 – 2mal jährlich die Rinde zur Ernte abschaben. Ähnlich wie beim Korkbaum bildet sich binnen kürzester Zeit eine neue Deckrinde. Das harte Holz des Baumes ist dabei auch ohne dicke Rinde vor Parasiten und Schädlingen sicher. Bestimmt eine wichtige Voraussetzung zur sanften Nutzung, aber auch ein faszinierendes Phänomen.

Solange der Baum lebt, so haben wissenschaftliche Untersuchungen gezeigt, ist er nahezu frei von allen Schädlingen und kann sorglos zum 30 – 40 Meter Riesen heranwachsen und mehr als 120 Jahre alt werden. Ist der Baum gestorben, so bietet er Ameisen- und Termitenvölkern ein bombastisches Heim.

Über den Baum, seine Nutzung und seine Geschichte gibt es viele Erzählungen, jedoch möchte ich hier einen Mann benennen, der dem Lapacho einen Platz in der Schulmedizin eingerichtet hat. Die Rede ist von Dr. med. Theodoro Meyer. Sein Initialerlebnis war wahrscheinlich die Zusammenkunft mit den Guarani Indianern, die ihm vor allem wegen der seltenen Krankheitsvorfälle und dem Erreichen eines überdurchschnittlich hohen Lebensalters (etwa 120 Jahre und älter!) motivierten, der Sache auf den Grund zu gehen. Zufällig (?) stellte sich heraus, daß Lapachotee zum Hauptstammesgetränk gehörte und darin auch der Grund für die erstaunlichen Begebenheiten lag. Warum hat der Lapachotee eine so heilsame Wirkung? Ist es der Glaube, der Berge versetzt, oder vielleicht irgendwelche Zauberstoffe? Definitiv: Nein. Nichts von beiden trifft zu.

Seine überaus effektive Wirkung auf unsere Gesundheit läßt sich erklären, wenn man sich die Inhaltsstoffe genauer betrachtet.

Da wäre in den Transportkanälen des Baumstammes das bekannte Lapachol. Bekannt wurde es Anfang der Neunziger als Wundermittel gegen Krebs. Bei Lapachol handelt es sich um den besterforschten, extrahierten Wirkstoff des Lapachos. Lapachol ist ein Chinon mit absolut entzündungs- und tumorhemmenden Eigenschaften. Es entfaltet eindeutige antivirale Aktivitäten gegen Polioerreger, Herpes simplex Typ 1 und 2 und gegen viele Grippeerreger. Es heilt Geschwüre und verhindert beispielsweise streßbedingte Magen- oder Zwölffingerdarmgeschwüre. Oftmals ist Lapachol auch der sanfte Schmerzblocker bei Krebserkrankungen.

Natürlich ist dies nur ein Stoff aus dem Wirkstoffsystem des Lapachos und es sei bemerkt, daß die Wirkung im System sanfter und nachhaltiger ist. Die konzentrierte Extraktion einzelner Stoffe aus einem Vitalstoffsystem wird meist nur zur akuten Beseitigung von Störungen verwendet. Hier können Nebenwirkungen wegen der hohen Konzentration der Einzelwirkstoffe auftreten. Die regelmäßige Zufuhr in Form von Tee beispielsweise, beinhaltet die natürlichen Wirkstoffe und Wirkmechanismen des gesamten Vitalsystems und sorgt dafür, daß es zu keiner akuten Behandlung kommen muß.

Ein weiterer Stoff aus dem System sind die Saponine. Das sind besondere Seifenstoffe mit antimykotischer Wirkung. Wird der Lapacho Tee kräftig geschüttelt, kann man die Saponine als weißen Schaum an der Oberfläche des Tees erkennen. Japanische Forscher fanden heraus, daß einige dieser Saponine in der Lage sind, das Wachstum der Tumorzellen zu reduzieren.

Sehr gute Aussichten eröffnen sich auch Diabetikern. Lapacho hemmt die Aufnahme von Glucose im Darm. Der Blutzuckerspiegel steigt nur im verträglichen Maße und die Bauchspeicheldrüse muß keine Akkordschicht einlegen, um den Blutzucker mit einer entsprechenden Dosis Insulin auszugleichen. Damit wird die Bauchspeicheldrüse erheblich entlastet. Zudem wird der Stoffwechsel angeregt, der seine Energie zum größten Teil aus der Nutzung langkettiger Kohlenhydrate und aus Fetten zieht.

Vielen Erfahrungsberichten kann man entnehmen, daß sich dadurch eine Normalisierung des Appetits einstellte und das stille Bedürfnis für gesunde und bewußte Ernährung wuchs.

Daß Lapacho auch Lebensfreude und Wohlbefinden schenkt, ist ebenfalls keine Einbildung. Im Tee enthalten ist eine besondere Form des Sauerstoffes, der sehr effektiv Viren, Bakterien, Protozoen und Pilze abtötet. Der Stoffwechsel wird durch die direkte Sauerstoffzufuhr angeregt.

Weiterhin wird die Bildung roter Blutkörperchen gesteigert und damit der Sauerstofftransport im Organismus merklich verbessert. Dies kommt einer Sauerstoffbehandlung sehr nahe und im weitesten Sinne ist es auch eine Sauerstoffbehandlung. Auch wer eine aktive Sauerstofftherapie macht, muß deshalb auf Lapacho nicht verzichten, im Gegenteil, die Wirksamkeit wird erhöht und harmonisiert. Der hohe Anteil an den Mineralstoffen Calcium und Eisen fördert zudem den Sauerstofftransport in die Zellen.

Auch dem Selen, das in mittlerer Konzentration vorliegt, kommt eine wichtige Aufgabe zu. Es „entsorgt" das giftige Cadmium, das sich in unserem Körper ablagert und häufig verantwortlich für die Entstehung von Tumoren ist, aber auch zu Bluthochdruck und Koronarerkrankungen des Herzens führt. Zudem ist Selen ein wichtiges Antioxydanz und fungiert quasi als Fänger der „freien Radikale", die es auf die Zerstörung unserer Körperzellen abgesehen haben.

So greift in diesem Vitalstoffsystem ein Rädchen in das andere, was den gesundheitlichen Genuß des Tees so effizient macht. Wie wirkungsvoll sich dies auf das Immunsystem auswirkt, beschreibt der Münchner Forscher Bernhard Kreher in seiner Doktorarbeit. Seine hochinteressanten Ergebnisse zeigen eine Steigerung der Immunsystemaktivität von sage und schreibe 48 Prozent. Kein Wunder, daß sich die alte Gesundheitstradition über mehr als tausend Jahre erhalten hat und sich bis heute in ihrer ganzheitlichen Wirkung zur sanften Heilung und Prophylaxe wärmstens empfiehlt.

Wer die gesundheitliche Wirkung maximal nutzen will, muß einige Regeln bei der Zubereitung des Tees beachten. Im Gegensatz zu vielen herkömmlichen Tees handelt es sich beim Lapacho um eine Rinde, in der die Wirkstoffe fest in einem dichten Fasersystem eingebettet sind. Um diese frei zu setzen, darf das Wasser zur Zubereitung weder zu kalt, aber auch nicht zu heiß sein. Bereiten Sie den Tee keinesfalls in einem Aluminiumgefäß zu, da hier während des Erhitzungsprozesses chemische Verbindungen mit dem Lapacho entstehen, die die Wirksamkeit ganz erheblich einschränken!

Die Zubereitung sollte nach traditioneller Methode erfolgen: 5 – 10 Gramm der Lapachorinde in etwa 1,2 Liter kochendes Wasser geben. Den Herd nach der Teezugabe auf kleinste Stufe stellen und den Tee etwa 5 Minuten kochen lassen. Stellen Sie den Topf auf einen Untersetzer und lassen sie den Tee weitere 15 – 20 Minuten ziehen während er abkühlt. Zum Schluß wird der Tee abgesiebt, wobei sich dafür ein Leintuch hervorragend eignet, um auch kleinste Rindenpartikel zurück zu halten. Der Tee sollte nun frei von Rindenteilchen sein, da er sonst leicht einen bitteren Geschmack bekommen kann. Nun liegt es an dem einzelnen, ob er den Tee kalt oder warm trinken möchte. Auch hier sollte man auf herkömmlichen Zucker verzichten und zu Honig oder Stevia greifen, wenn man von der Süße nicht absehen möchte.

Bitte bedenken Sie, daß der Lapacho nie heiß sondern immer nur warm getrunken werden soll. Zur Kuranwendung sollte der Tee zwischen den Mahlzeiten, warm und ungezuckert, zu 0,2-Liter-Portionen getrunken werden. Als ein Naturprodukt läßt sich dem Lapachotee jedoch keine genaue Verzehrangabe zuordnen. Der Nutzer ist angehalten, die für ihn richtige Menge, sowie die Konsumintervalle selbst, je nach Empfinden, festzulegen.

Eines sei zur Zubereitung noch erwähnt. Je nach Art des Baumes kommen verschieden hohe Mengen an Tanninen (Gerbsäuren) vor, die, wie jene in Kaffee oder Tee, schädliche Auswirkungen auf die Schleimhäute haben können. Hier gibt es einen alten Hausmannstrick. Geben Sie ein paar Tropfen Milch oder Sahne in den Tee. Dadurch werden die Tannine gebunden und weitestgehend unschädlich gemacht.

Bisher haben wir uns nur mit der inneren Anwendung des Lapachotees beschäftigt. Tatsächlich aber gibt es auch eine ganze Menge äußerer Anwendungen. Dabei kommt es vor allem auf die Qualität des Tees an. Die optimale Qualität erhalten Sie, wenn sichergestellt ist, daß der Tee aus der inneren Rinde herrührt. Außerdem hat man festgestellt, daß der Wirkstoffgehalt mit zunehmendem Alter des Baumes wächst. Die Erntebäume sollten deswegen etwa 40 Jahre alt sein.

Vorsicht auch vor Billigprodukten, da es sich hierbei nur allzuoft um die äußere Rinde handelt. Diese weist neben der Namensgleichheit keinerlei Leistungsmerkmale auf, die der vitalstoffreichen, inneren Rinde eigen sind. Vielmehr ist die äußere Rindenschicht nichts anderes als ein vitalstoffarmes Abfallprodukt.

Bei guter Qualität können Sie nach der Teebereitung den Absud beispielsweise als Badezusatz für ein Revitalisierungsbad nutzen, da noch genügend Wirkstoffe auch für eine Zweitverwendung vorhanden sind. Diese fördern die Durchblutung und neutralisieren Hautparasiten sowie schädliche Mikroben, was wichtig für die Funktion des Säureschutzmantels der Haut ist. Mit dem Absud können Sie gleichwohl Umschläge bei Hautproblemen wie Ekzemen, Neurodermitis, Schuppen- und Flechtenbildung als auch bei kleineren Verletzungen und Verbrennungen machen.

Lapacho ist ein sanfter Universalheiler, der einen festen Platz in der Hausapotheke haben sollte.

Um den einzelnen Bedürfnissen gerecht zu werden, haben die Anbieter des Lapachotees viele Darreichungsformen neben dem Tee, wie zum Beispiel Kapseln, Trinkampullen oder alkoholische Auszüge.

Aus eigener Erfahrung kann ich berichten, daß, wenn eine Grippe im Anzug ist, ich diese mit der Einnahme von dreimal drei Lapachokapseln über zwei bis drei Tage gar nicht erst zur Wirkung kommen lasse. Der Tag, an dem ich Lapacho kennenlernte, bleibt mir in guter Erinnerung, da er seitdem als wertvoller Freund zur Erhaltung meiner Gesundheit und Leistungsfähigkeit ein fester Bestandteil meines Lebens wurde.

Anwenderinfos Lapacho
(Tabebuia avellaneda)

Dosierung: 1 Liter Tee oder 2 – 3 Kapseln täglich

Vitalstoffe: Lapachol, Xylodoin, Betalapachol, Cumarine, Saponine, Flavonoide, Calcium, Barium, Chrom, Eisen, Kalium, Kobalt, Kupfer, Magnesium, Natrium, Nickel, Phosphor, Silber, Silicium, Strontium, Zink und Germanium, u. v. m.

Darreichung: Tee, Kapseln, Pulver, flüssige/pulvrige Extrakte, Trinkampullen

Indikation: Gegen Tumore, Leukämie, Bronchitis, fieberhafte Erkrankungen, Asthma, Magenerkrankungen, Schmerzen allgemein, Rheuma, Ekzeme, Pilzinfektionen, als Immunstärkung, zur Blutreinigung, Entschlackung und Entgiftung, u. v. m.

Nebenwirkung: Allergische Reaktion bei Holzallergien. Bei Überdosierung kann es zu unbedenklichen Hautrötungen kommen, Dosis nach unten korrigieren

L-Carnitin

Lange Zeit wurde L-Carnitin mit dem Vitamin B_T umschrieben, bis es zu Beginn der neunziger Jahre seinen mittlerweile bekannten Ausdruck gefunden hat. Davor war L-Carnitin bei Sportlern und im klinischen Einsatz wohl bekannt.

Das „L" steht dabei für die linksdrehende Aminosäure, die aktiv in den Fettsäurestoffwechsel eingreift. L-Carnitin „kratzt" die Fettsäuren an und bereitet sie für die schnelle Verbrennung in den Mitochondrien, also dem Ort der Verbrennung, vor. Ein Jogger müßte beispielsweise etwa eine halbe Stunde joggen, bis der Körper auf die abgelagerten Fettreserven zurückgreift. Mit L-Carnitin wird der Vorgang, also der Transport aus dem Zytoplasma in die Mitochondrien, beschleunigt. Das L-Carnitin hat damit eine primäre Funktion im Fettsäurestoffwechsel.

Darüber hinaus ist es vor allem als „Herzvitamin" bekannt, indem es die Herzmuskulatur kräftigt und das Herz mit verbesserter Sauerstoffversorgung in seiner Funktion unterstützt.

L-Carnitin bewirkt zudem eine positive Beeinflussung der Spermienreifung, schützt die Zellmembran, wirkt als Energetikum ohne aufzuputschen und beeinflußt den Hirnstoffwechsel positiv!

L-Carnitin ist eine semiessentielle Aminosäure, da der Körper sie zwar selbst synthetisieren kann, zur Bedarfsdeckung jedoch auch auf die Zufuhr von außen angewiesen ist.

Fast selbsterklärend kommt L-Carnitin nur im Fleisch (carne = Fleisch) vor. Wer also Fleisch ißt, deckt den Tagesbedarf von 200 – 400 mg zu etwa 60 Prozent ab. Es entsteht ein Defizit von 100 – 200 mg, das durch die äußere Zufuhr abgedeckt werden sollte.

Bei Sportlern und körperlich Arbeitenden sowie bei Kranken zur schnelleren Heilung ist der Bedarf etwa doppelt bis dreifach so hoch. Um eine mögliche BSE-Infektionsgefahr zu minimieren, bietet es sich an, durch Biosynthese erzeugtes L-Carnitin zu kaufen. Für Vegetarier könnte dies ein entscheidender Aspekt sein, denn vor allem sie brauchen L-Carnitin.

Bei L-Carnitininsuffizienz treten Störungen in Form von geschwächter Herzmuskulatur und im intermediären Stoffwechsel auf. Das von außen zugeführte L-Carnitin, vorausgesetzt, es sind keine ernährungsbedingten Defizite abzudecken, steht dem Körper quasi als freie Ressource zur Verfügung, die es effizient in den Fettsäurestoffwechsel einbringt. Man sollte auf eine Einnahme von länger als drei Monate am Stück verzichten, um eventuellen Schädigungen, die bisher aber nur in sehr seltenen Fällen und bei sehr hoher Dosierung vorkamen, vorzubeugen. Nach einmonatiger Pause kann man das L-Carnitin weitere drei Monate konsumieren.

Überdosierungen nimmt man dadurch wahr, daß man einen chemisch-modrigen Geruch im Stuhl bemerkt, man sollte seinen „Nachfolgern" und sich selbst zuliebe die Dosierung etwas nach unten korrigieren.

Anwenderinfos L-Carnitin (L-Carnitin tartrat)

Dosierung:	Je nach Aktivität und Bedarf zwischen 0,5 – 5 g täglich
Vitalstoffe:	L-Carnitin
Darreichung:	Lutschtabletten, Kapseln, Pulver, Ampullen
Indikation:	Reguliert Fettsäurestoffwechsel, zur Gewichtsreduktion, zum Muskelaufbau, Zell-(membran)-Schutz, Energetikum, pos. Beeinflussung der Spermienreifung, verbessert Hirnstoffwechsel, optimiert Sauerstoffversorgung, kräftigt Herzmuskulatur

Nebenwirkung: Bei zu langer und hoher Dosierung kann es in seltenen Fällen zu Störungen im Fettstoffwechsel kommen

Bemerkung: Es gibt beim L-Carnitin erhebliche Preisunterschiede. Meist sind billigere Präparate zwar zum Verzehr geeignet, jedoch nicht klinisch rein wie die teils erheblich teureren. Bei längerfristig hohen Dosierungen sollte man auf Top-Qualität zurückgreifen

L-Glutamin

Die Aminosäure Glutamin ist das Amin (= Stickstoffverbindung) der Glutaminsäure. Auf die Gesamtheit des Körpers bezogen macht Glutamin etwa 20 Prozent der im Körper befindlichen Proteine aus. Und davon wiederum stecken annähernd 60 Prozent in den Muskeln, wo es auch produziert wird, um das Immunsystem damit zu versorgen. Glutamin ist von entscheidender Bedeutung für das Immunsystem, das haben Untersuchungen an AIDS Patienten gezeigt. Sie haben einen akuten Mangel an schnell verfügbarem Glutamin, was zur Unterdrückung des Immunsystems, vor allem des Glutathions führt, das wichtig für die Peroxideausscheidung ist und Enzyme vor Oxidation schützt.

Da Glutamin auch die Blut-Hirnschranke passieren kann und eine wichtige Funktion in der Steuerung und Kontrolle der Nerven hat, wird es auch sehr effizient zur akuten aber auch langzeitigen therapeutischen Alkohol- und Drogenentwöhnung eingesetzt. Bei übermäßigem, krankhaftem Alkoholkonsum, übernimmt der Alkohol die Funktion der Nervenkontrolle und Steuerung. In diesem Ablauf wird auch die Glutaminproduktion dahingehend eingeschränkt, daß entsprechende Rezeptoren nicht mehr in der Lage sind, eingehende Reize in jeder Hinsicht kontrolliert an die Nervenrezeptoren weiterzuleiten.

Daher ist es sinnvoll, zur Entgiftung L-Glutamin einzusetzen, was zur schnelleren Entwöhnung beiträgt und zur Verminderung des „Suchtdrucks" führt.

Es gibt nur sehr wenige Stoffe, die die Blut-Hirnschranke überwinden können und so ist Glutamin im erweiterten Sinne auch „Brennstoff" für den Gehirnstoffwechsel.

Man hat bei der Erforschung der weitverbreiteten Aminosäure, die in großen Mengen im Gehirn vorkommt, nachgewiesen, daß deren Einnahme, vor allem bei Kindern, aber auch bei allen anderen Anwendern, eine erhöhte Intelligenz und Gedächtnisleistung bewirkt.

In der Schulmedizin nutzt man die Eigenschaften des Glutamins auch zum Aufbau von Muskeln, da der Großteil des Glutamingehalts zu 60 Prozent in der Muskulatur steckt, also an dem Ort, wo er auch gebraucht wird. Bei einem Glutamin-Defizit ist der Muskel in seiner Funktion gestört und es kann zu Muskelschwund kommen.

Sportler haben einen höheren Glutaminbedarf, der bei etwa 10 – 15 Gramm liegt und der vom Körper nach einem ausgiebigen Training gebraucht wird, damit sich die Muskulatur regenerieren und gesund wachsen kann. Zudem bietet sich L-Glutamin als nebenwirkungsfreie Alternative zu Testosteronen oder anabolen Steroiden an, die ja bekanntlich mit Nebenwirkungen nicht geizen und ein gefährliches Abhängigkeitspotential in sich bergen. Die Lernfähigkeit sowie alle weiteren Funktionen des Gehirns werden durch Glutamin deutlich gesteigert.

Weiterführende Studien, die sich mit der Einnahme des L-Glutamins zur Rekonvaleszenz nach Krankheiten und Operationen beschäftigten, lassen die Krankenkassen wieder hoffen, da sich die Krankenhausliegezeiten bei Verabreichung von L-Glutamin beträchtlich reduzieren lassen.

Insgesamt ist L-Glutamin für jeden eine existentiell notwendige Aminosäure, die ihre Schwerpunkte primär in den Bereichen der Gehirn-, Muskel- und Immunfunktionen hat. Dabei handelt es sich um eine preiswerte Nahrungsergänzung in den verschiedensten Darreichungen. Die übliche Form sind wohl Tabletten, Pulver und Kapseln, die man in jeder Apotheke erhalten kann.

Für alle, die sich intelligent, fit und gesund halten und dem altersbedingten Verfall von geistiger und körperlicher Fitneß entgegenwirken wollen, ist Glutamin der Schlüssel zum Erfolg.

Einen speziellen Anwenderkreis jedoch gibt es nicht, da es sich beim Glutamin um einen Basisvitalstoff handelt, der bei einer gesunden und ausgewogenen Ernährung zwar ausreichend vorhanden ist, jedoch die supplementierte Unterstützung braucht, wenn sich der Bedarf aufgrund erhöhter körperlicher und geistiger Aktivitäten, oder auch wegen Krankheit und Fehlernährung, erhöht. Dennoch ist es auch über die ausgewogene Ernährung hinaus notwendig, den Körper mit Glutamin zu versorgen, wenn man sein Leben handlungsaktiv und sportlich gestaltet und dem Wohlergehen des organischen Kraftwerks die notwendige Beachtung schenkt.

Anwenderinfos L-Glutamin

Dosierung:	1,5 – 2,0 g täglich, bei erhöhter Leistung 5 – 15 g täglich
Vitalstoffe:	Glutaminsäure
Darreichung:	Tablette, Kapsel, Pulver
Indikation:	Gehirnfunktion, Intelligenzförderung, Erschöpfung, Depression, Alkohol- /Drogenentwöhnung, Reduzierung des Suchtdrucks, bei Muskelschwund, zur schnelleren Rekonvaleszenz
Nebenwirkung:	Keine bekannt
Bemerkung:	Achtung! Gluta*min* wird oftmals mit dem Gluta*mat* verwechselt, das bei empfindlichen Personen das „Chinarestaurant-Syndrom", also Hitzewallungen, Kopfschmerzen, Hautreizungen und klaustrophobische Effekte auslösen kann. Glutamin ruft keine derartigen Reaktionen hervor

Maca

Viele Menschen denken bei dem Namen Maca eher an eine Chemikalie als an eine Pflanze. Dabei ist Maca nur eine Abkürzung für die Pflanze Lepidium meyenii, die eine sehr alte und interessante Geschichte hat und voll von faszinierenden Eigenschaften ist.

Ihren Ursprung hat Maca in Peru, wo sie in traditioneller Weise Nahrungsmittel, aber auch eine hoch wirksame Medizin war und ist. Verwendet wird die knollige Wurzel der Pflanze, die vom Aussehen her stark an eine Kartoffel erinnert.

Die Zubereitung ist denkbar einfach. Die frische Knolle wird einfach in Asche geröstet oder gebraten. Man kann sie auch im heißen Wasser oder in Milch kochen. Dabei erhält man ein sehr süßes Getränk, das entfernt an Cola erinnert.

Um sich jedoch der Zubereitung widmen zu können, muß man zuerst einmal ernten und wissen, wo man zu suchen hat. Während der Suche wächst der Respekt vor dieser kleinen, allen Widrigkeiten trotzenden Pflanze. Sie gedeiht in den wilden und lebensfeindlichen Hochebenen der Anden, dort, wo nur noch Flechten, vereinzelte Grasbüschel und jede Menge Geröll das Bild der Landschaft prägen.

Während des Tages treffen hoch konzentrierte, aggressive UV Strahlen der Sonne auf die Oberfläche der Hochebene. Während der Nacht purzeln die Temperaturen um 10 – 30 Grad nach unten. Der kleinen Knolle scheint dies jedoch alles nichts auszumachen, denn sie bedient sich eines besonderen Schutzmechanismuses, der sich über viele Jahrtausende in ihr entwickelt hat.

Auch die Probleme der Fortpflanzung hat sie gelöst, was

in der schroffen Umgebung alles andere als leicht ist. Vielleicht liegt auch darin der Grund ihrer volkstümlichen Anwendung zur Steigerung der Fruchtbarkeit, wofür es zwar noch keine wissenschaftlichen Erklärungen gibt, dafür aber antike, schriftlich niedergelegte Beweise:

Als die Conquestatoren mit ihrer Kolonialisierung begannen, verbannten sie die Schafhirten mit ihren Herden in die Berge. Die Umsiedlung wirkte sich ganz erheblich negativ auf die Fortpflanzung der Schafe aus. Die Bergindianer rieten den Bauern, den Schafen Maca zu verabreichen, was sie auch taten und sich daraufhin bald wieder über regen Zuwachs erfreuen konnten. Diese Ereignisse sind in den Kolonialbüchern und Berichten festgehalten. Die damaligen Kolonialherren waren so angetan von der kleinen Knolle, daß sie diese zum regulären Zahlungsmittel ernannten!

Vom Stofflichen her hat Maca einiges zu bieten. Wie auch Kartoffeln, hat diese Knolle reichhaltig Kohlenhydrate, wichtige Mineralstoffe wie Calcium, Magnesium, Phosphor, Zink und Eisen. Bestechend und hochwirksam ist vor allem der hohe Jodgehalt des basischen „Geröllapfels". Zu den Mineralstoffen, die wichtig für den Stoffwechsel sind, gesellen sich in wirkungsaktiver Menge die Vitamine B1, B2, B12, C und E. Nicht zu vergessen die hier heilbringenden Glykosid-Steroide. Sicher beinhaltet die Maca noch viele weitere Stoffe, die man bisher noch nicht bestimmen konnte. Das heißt aber nicht, daß sie ohne Sinn und Wirkung im Pflanzensystem etabliert sind, im Gegenteil, sie wirken und gehen beim Verzehr auch auf uns über.

Eine ganz besondere Eigenart der Lepidiumknolle ist die Tatsache, daß ihre Vitalstoffe, vor allem die großen Aminosäurevorkommen, auch nach jahrelanger Lagerung nur zu einem ganz unbedeutend geringen Teil schwinden!

Wie wirkt sich nun diese Ansammlung von Vitalstoffen auf uns aus? Dazu möchte ich die Krankheiten benennen, die in der Volksmedizin wirkungsvoll geheilt worden sind. Hierzu gehören in erster Linie Schilddrüsenleiden. Als

Adaptogen hilft es, die Körperbalance zu halten und es bringt nach Aussagen vieler Anwender auch mentale Klarheit.

Maca fördert das Sehvermögen, erhöht das Energieniveau, vertreibt (chronische) Müdigkeit und hilft bei Schlafstörungen. Man nutzt es auch als Aphrodisiakum, zur Maximierung der Fruchtbarkeit und in vielen Fällen hat es auch bei Impotenz seine heilsame Wirkung entfaltet.

Großartige Erfolge wurden bei der Linderung PMS anhängiger Symptome erzielt, unter dem leider sehr viele Frauen leiden, was auch für Wechseljahrsbeschwerden zutrifft. Mit Maca können sie eine sanfte aber wirkungsvolle Hilfe erfahren, da es regulierend auf den Östrogenhaushalt wirkt, also Defizite ausgleicht und Überschüsse abbaut.

Maca fördert die körperliche Kondition und kann im Sport als natürlicher Ersatz für steroide Anabolikas ohne Nebenwirkungen genutzt werden. Maca beinhaltet keine Stoffe, die vom Dopinggesetz her moniert werden könnten.

Zudem merkt man auch eine eindeutige Verbesserung der Konzentrationsfähigkeit und geistigen Wachheit.

Maca, für die Indianer eine lebenswichtige Nahrungsgrundlage, für uns ein Helfer zur Steigerung der Lebensqualität durch seine gesunde, energie- und heilvolle Vitalstoffkomposition.

Anwenderinfos Maca (Lipedium Meyenii)

Dosierung: 3mal täglich 1 – 2 Kapseln à 500 Milligramm, je nach Verträglichkeit kann die Menge nach oben oder unten korrigiert werden, zur akuten Krankheitsbehandlung empfiehlt es sich, 3mal 4 – 6 Kapseln täglich einzunehmen, bis eine Besserung eintritt

Vitalstoffe: Vitamin C, E, B12, B2, B1, steroide Glycoside, Aminosäuren, komplexe Kohlenhydrate, Calcium, Eisen,

Jod, Phosphor, Zink und Magnesium

Darreichung: Kapseln, Tabletten, Flüssig-/ Trocken-extrakte, Früchte (in der BRD sehr schwer zu beziehen)

Indikation: Bei Schilddrüsenproblemen, Wechseljahrsbeschwerden, Impotenz, Libidomangel, trockener Haut, geistiger und körperlicher Trägheit, Schlafstörungen, Gedächtnis- und Konzentrationsproblemen, nach Hysterektomie, zur Alkohol- und Drogenentwöhnung, Entgiftung, zur Steigerung der Sehleistung, Aphrodisiakum, Tonisierung der Bauchspeicheldrüse, als Anabolikaersatz, Kaffee-Ersatz, u. v. m.

Nebenwirkung: Keine bekannt

Bemerkung: Maca kann über lange Zeit gelagert werden, ohne seine Vitalstoffe zu verlieren!

Maitake

Die Traditionelle Chinesische Medizin gehört mit zu den umfangreichsten und effizientesten der bekannten Volksmedizinen. Das überlieferte Wissen um die Nutzung und Zubereitungen der Heilpflanzen wurde bereits im alten China vielen Krankheiten „zum Verhängnis". Zu den bedeutendsten Heilern fernöstlicher Volksmedizin zählt der Maitakepilz. Wildwachsend läßt er sich in der Natur aber nur sehr selten finden.

Zu Maitake gibt es eine nette Geschichte, die erklärt, warum man ihn auch „tanzender Pilz" nannte: Im alten China wurde nämlich das Gewicht des Maitakepilzes, das immerhin bis zu 50 Kilogramm betragen kann, in Silber aufgewogen hat. Kein Wunder, daß der glückliche Finder vor Freude tanzte!

Heutzutage wird der Maitakepilz auf streng kontrollierten Farmen gezüchtet und ist daher für jedermann zu einem erschwinglichen Preis zu haben.

Sein hohes Wirkungspotential bezieht der Maitakepilz aus der mannigfaltigen Vitalstoffvielfalt. Diese ist auch ursächlich für seine primäre Funktion als Adaptogen: Er wandelt Vitalstoffe so um, daß sie für das Körpersystem genutzt werden können.

Neben der „Wandlerrolle" beschenkt er den Körper mit vielen lebenswichtigen Aminosäuren, großen Mengen an Vitamin C, Calciferol (Vitamin D), Riboflavin (Vitamin B2), Niacin (Vitamin B3), Magnesium, Calcium, Kalium und verschiedenen hochwirksamen Polysacchariden. Eines der Polysaccharide, nämlich das Beta-Clucan, spielt nach neuesten Untersuchungen eine sehr wichtige Rolle bei der positiven Beeinflußung der zellulären Funktion des Immunsystems.

Besonders effektiv entfaltet sich das Beta-Clucan bei oraler Einnahme. Dies ist für Pilze eher untypisch, da sie einen Großteil ihrer Wirkstoffeffizienz durch die orale Einnahme verlieren.

Ganz anders beim Maitakepilz, den man am besten frisch oder getrocknet verspeist, wobei ich bemerken möchte, daß er einen ausgezeichneten Geschmack hat und in Japan als wohlschmeckende Delikatesse angeboten wird.

Eine nicht minder effektvolle Darreichung sind Tabletten aus getrocknetem und gemahlenem Maitakepilz, wie Sie ihn in Apotheken und einschlägigen Natur- und Reformläden kaufen können.

Um seinen Gaumen kulinarisch mit frisch zubereitetem Maitakepilz zu verwöhnen, bedarf es allerdings etwas Geduld, da man die getrockneten, selten auch frischen Pilze nur in wenigen Naturkostläden findet. Manchmal kann man den Pilz aber dort direkt bestellen.

Doch Vorsicht bei der Zubereitung! Tränken Sie den Pilz unbedingt genau 45 Minuten lang in Wasser, bevor Sie ihn zubereiten. Dies ist insbesondere für die Zartheit des Königs der Pilze wichtig. Tränkt man ihn nicht in Wasser, wird er beim Kochen zäh, läßt man ihn zu lange im Wasser, wird er anschließend schwammig. Übrigens bricht der Maitakepilz den festgefahrenen Glauben, daß alles was gesund ist, gräßlich schmecken muß.

Sein gesundheitlicher Einsatz in der traditionellen Volksmedizin ist gewaltig. Sowohl zur Prophylaxe als auch zur Heilung wird er bei Krebs, AIDS, Hepatitis und Diabetes angewendet. Aufgrund der Funktionsförderung des Immunsystems durch das Beta-Clucan wird die Krankheitsanfälligkeit von vornherein stark eingeschränkt.

Bei der akuten Indikation gegen zu hohen Cholesterinspiegel und Blutzucker, aber auch bei Verstopfungen beschreibt die traditionelle Volkskunde erstaunliche Heilungserfolge, wobei man von auftretenden Nebenwirkungen nichts hört, weil es bisher noch keine gab!

Seine therapeutische Bedeutung hat sich der Maitakepilz in der Chemotherapie-Nachbehandlung geschaffen. Man muß nämlich wissen, daß verschiedene, noch nicht genau bestimmbare Komponenten des Maitakevitalstoffsystems, die gesundheitsförderliche Eigenschaft haben, Schadstoffe, wie Dioxine, Metalle und Chemikalien aus dem Organismus zu absorbieren. Diese Eigenschaft ist gerade in der Chemotherapie von großer Wichtigkeit, da nach der Therapieeinheit große Mengen an schädlichen Nebenstoffen im Körper verbleiben und gravierende, teilweise irreparable organische Schäden anrichten können.

Zu guter Letzt hat der Maitakepilz auch dem Figurbewußten einiges zu bieten. Unterstützend zur Diät versorgt der beinahe kalorienfreie knollige Freund den Fastenden mit wichtigen Vitalstoffen, dämmt ganz nebenbei das Hungergefühl und trägt so zur erfolgreichen Gewichtsreduktion bei. Das durchschnittlich hohe Enzymaufkommen trägt dem diätetischen Aspekt dadurch Rechnung, daß Fette aus Körpergewebe und Nahrung verarbeitet und ausgeschieden werden. Dadurch wird nicht nur am Abbau der Körperfülle mitgewirkt, auch die Blutfettwerte und das Cholesterin werden normalisiert, die Arterien, das Herz sowie Leber und Nieren entlastet.

Wie bei vielen anderen Naturprodukten kann man keine festgelegte Dosierungsanleitung geben. Der Nutzer ist angehalten, das für ihn verträgliche Maß selbst zu finden. Als Orientierung kann die Einnahme von 2 – 3 Tabletten vor dem Essen dienen, jedoch stellt dies kein verbindliches Dosierungsmaß dar.

In Maßen (nicht in Massen) kann sich die ganze gesundheitliche Wirkung im natürlichen Gleichgewicht des Körpersystems einstellen und zur Wirkung kommen.

Anwenderinfos Maitake (Grifola frondosa)

Dosierung: 3 mal täglich 1 – 2 Tabletten oder 3mal täglich 5 – 6 Tropfen Flüssigextrakt oder 1 – 2 Tassen Tee täglich

Vitalstoffe: Beta-Glucan, weitere Polysaccharide, Vitamin C, D, B2, Niacin, Aminosäuren essentiell und nicht essentiell, Magnesium, Kalium und Calcium, u. v. m.

Darreichung: Tabletten, Kapseln, Flüssigextrakt, Ganzdroge getrocknet und frisch

Indikation: zur Krebsbehandlung (zur Chemotherapie) und Prophylaxe, Stärkung des Immunsystems, blutdruck-, cholesterin- und triglyceridensenkend, als Adaptogen, zur Gewichtsreduzierung, bei Hepatitis, Diabetes und HIV-Infektion

Nebenwirkung: Keine bekannt

ACHTUNG: Pilze sollen niemals eingenommen werden, wenn Sie gleichzeitig fungizide also pilztötende Mittel einnehmen (z. B. Lapacho, Jatoba, Grapefruitkernextrakt).

Mutterkraut

Wer kennt den kriechenden Schmerz nicht, der sich vom Nacken über den Hinterkopf ausbreitet, bis er sich einseitig in der Augen- oder Schläfenregion festsetzt und manchmal über Tage wild pochende Schmerzimpulse mit sich bringt, bis man nicht selten von schrecklicher Übelkeit bis hin zum Erbrechen geplagt wird?

Migräne ist das Schreckgespenst, von dem etwa 20 Prozent aller Frauen und 8 Prozent der Männer heimgesucht werden. Bei der genauen Entstehungsursache dieses Martyriums scheiden sich die Geister. Am Ende stehen mehr oder weniger glaubwürdige Hypothesen ohne verbindliche Aussage. Fest steht jedoch, daß Migräne eine Verkrampfung der Schädelgefäßmuskulatur ist, die sehr schnell in einen Zustand der Erschlaffung übergeht. Die Folge daraus sind Durchblutungsstörungen, aus denen der Migräneanfall resultiert. Derlei Gefäßkrämpfe können aber auch stoffwechsel- und/oder hormonbedingt sein. Der Verzehr von Schokolade, Alkohol u. v. m. kann dann bereits Auslöser für einen Migräneanfall werden.

Sehr wichtig für alle Betroffenen ist die Feststellung, daß der Schmerz nicht die eigentliche „Migränekrankheit" ist, sondern nur der schmerzhafte Regenerierungsprozeß einer vorherigen Überaktivität des Hirnstammes, der jedoch zumeist unmerklich und schmerzfrei abläuft. Deshalb treten die Schmerzen auch nicht zum Zeitpunkt des Geschehens auf, sondern in der Ruhephase, wie beispielsweise an Wochenenden, Urlaub oder zur Nachtruhe, wenn sich die Schädelgefäßmuskulatur entspannt.

Gut, daß es die schnellen Helfer aus der Apotheke gibt, die dem eklatanten Schmerz entgegenwirken. Die Sache hat nur zwei Haken: Erstens bekämpft man nur den hinweisenden Prozeß der eigenen Rekonvaleszenz, ändert aber an der Entstehung des Migräneanfalls nichts und zum zweiten haben die dargebotenen Migränemittel allesamt teils erhebliche gesundheitliche Nebenwirkungen, die man unter keinen Umständen außer acht lassen sollte.

Wer nun eine sanfte, aber dennoch wirkungsvolle Alternative sucht, der kann sie in der traditionellen Volksheilkunde finden.

Die hilfreiche Naturdroge, die hier Linderung verschafft, heißt Mutterkraut und kommt aus der Familie der Chrysanthemen.

Ursprünglich stammt die Pflanze aus Kleinasien, bis sie sich um 300 v. Chr. in Griechenland ansiedelte, von wo aus sie sich über den gesamten Balkan ausbreitete.

Während des Mittelalters zog das Mutterkraut dann auch in die Kräutergärten Mitteleuropas ein. Medizinische Größen wie der griechische Arzt Dioskurides (1. Jh. n. Chr.), nutzten das Mutterkraut zur Senkung des Fiebers und bei rheumatischen Beschwerden. In Asien nennt man das Mutterkraut auch „Medizin für den verrückten Kopf".. Man muß wissen, daß Opium im antiken Asien ein beliebtes Rauschmittel war (und ist). Auch die Opiumalkaloide wirken sich u. a. auf die Schädelfasermuskulatur aus, was jedoch nicht unbedingt einen Migräneanfall auslösen muß. Vielmehr können Gleichgewichtsstörungen, Konzentrationsmangel, halluzinogene Erscheinungen, Tagträumerein und andere Symptome auftreten.

Da heute die Migräneanfälligkeit ständig zunimmt, ist auch das Mutterkraut wieder in den Mittelpunkt der sanften therapeutischen Behandlung geraten.

Um die Wirksamkeit auf medizinisch fundierte Akzeptanz zu bringen, wurde eine Doppelblind-Studie, bestehend aus 270 Migränepatienten und einer Placebo Kontrollgruppe, in Auftrag gegeben. Das Resultat war eindeutig. Die mit Mutterkraut behandelten Patienten konnten wesentliche Linderung erfahren, bei den Placebo Patienten blieb der Leidenszustand unverändert. Die Testpersonen wußten dabei übrigens nicht, ob sie das Placebo oder das Mutterkraut-Präparat einnahmen!

Die Heilwirkung schreibt man den Pflanzenwirkstoff Parthenolid zu, der gleichzeitig auch der primäre Inhaltsstoff des Mutterkrauts ist. Dieser Stoff ist eine wirkungsvolle Vorbeugung gegen Migräne, wobei er auch antirheumatische Eigenschaften hat und darüber hinaus entzündungshemmend und pilztötend (fungizid) arbeitet.

Im Tierversuch beobachtete man die Hemmung der Plättchenaggregation, die die Prostaglandinsynthese und die Histaminfreisetzung wie auch die Synthese von Serotonin aus Thrombozyten und polymorphkernigen Leukozyten vermindert. Im Klartext handelt es sich hier lediglich um die oberflächliche Darlegung der biochemischen Wirkungsweise zur Entstehungshemmung von Migräne.

Den Anwendungen aus der Volksmedizin schließen aber noch viele weitere wirksame Indikationen an. So wird Mutterkraut bei Krämpfen verwendet oder als tonisches, anregendes, verdauungsförderndes und blutreinigendes Mittel, zur Beruhigung und Desinfektion, gegen Darmparasiten, bei Frauenleiden, sowie bei (Wund-)Spülungen nach dem Zahnziehen.

Eine therapeutisch wirksame Dosierung liegt bei 50 Milligramm bis 1,2 Gramm des Blattpulvers. Auf jeden Fall sollte man sich vergewissern, daß man in den Grenzen der Wirkungstoleranz liegt. Aufschluß über die Verteilung der stofflichen Quantitäten gibt die Packungsbeilage. Innerhalb dieses Spektrums entscheidet die Verträglichkeit des einzelnen die „richtige" Menge.

Üblicherweise nimmt man Mutterkraut in Tablettenform ein. In der Volkskunde jedoch wird der Tee bevorzugt. Dabei sollte man vom Erstaufguß 3 Tassen täglich trinken, wobei auch hier wieder die individuelle Verträglichkeit des Nutzers offen bleibt.

Da es keine bekannten Nebenwirkung gibt, kann man ganz gefahrlos seine persönlichen Grenzen ausprobieren.

Nachdem sich das Thema „Drogen" heutzutage mit steigender Tendenz durch die Reihen der Gesellschaft zieht, möchte ich hier nicht unerwähnt lassen, daß Mutterkraut zur Drogenrekonvaleszenz, vor allem bei Opiumgebrauch und -entwöhnung, sehr effizient ist und besonders beim therapeutischen „Drogen-Screening" eine immense Linderung für den Süchtigen bedeuten kann.

Mutterkrautpräparate sollen immer in verschlossenen Behältern gelagert werden. Seine Wirksamkeit basiert auf der regelmäßigen Einnahme über einen längeren Zeitraum, wobei sich nach zwei, drei Monaten eine merkliche Besserung einstellen sollte.

Anwenderinfos Mutterkraut
(Crysanthenum parthenium)

Dosierung: 3mal 1 – 2 Tabletten täglich oder 2 – 3 Tassen Tee (0,50 Milligramm – 1,2 g Blattpulver)

Vitalstoffe: L-Campher, trans-Chrysanthylacetat, Camphen, gamma-Terpinen, D-Germacren, Linalol, Borneol, Terpinen-4-ol, Sesquiterpenlactone Parthenolid, 3 beta-Hydroxy-parthenolid, Costunolid, Tanaparthin-alpha-peroxid, Flavonoide

Darreichung: Kapseln, Tabletten, Tee, Blätter, Tinktur

Indikation: Bei Migräne, geg. Melancholie und Phlegma, zur Drogenentwöhnung (Opiate)

Nebenwirkung: Keine bekannt

Niembaum

Mehr als 2000 Jahre alt sind die Sanskrit-Handschriften, in denen bereits von dem „Göttlichen Baum" und seiner breitgefächerten Wirkung die Rede ist. Gemeint ist der Niembaum (auch unter dem Namen Neem im Handel), der zur Familie der Meliaceae Gewächse gehört, die wiederum eng verwandt mit dem Mahagonibaum sind. Der Niembaum kann eine Höhe von bis zu 20 Metern erreichen und weit über 200 Jahre alt werden.

In der Ayurveda-Medizin hat er einen ganz besonderen Platz, was verständlich wird, wenn man seine Einsatzgebiete und Wirkungsweisen genauer betrachtet. Sein Nutzungsspektrum erstreckt sich sowohl auf Menschen, Tiere und die Pflanzen.

In der ökologischen Landwirtschaft beispielsweise wird der Samen zu einem Preßkuchen oder wäßrigen Auszug (auch Öl) verarbeitet und findet Verwendung bei der Schädlingsbekämpfung. Über hundert Schädlinge fallen seiner insektiziden Wirkung zum Opfer, darunter auch Schnecken, Heuschrecken, Blattläuse und viele Quälgeister mehr. Pflanzen werden gekräftigt, Pflanzenkrankheiten und Pilze vernichtet.

Auch der Boden profitiert vom Niemsamen. In Form von Preßkuchen hemmt er die Stickstoffauswaschung, lockert die Erde, unterstützt ihr Wasserspeichervermögen und ist gleichzeitig ein ungiftiger, organischer Dünger – die ideale Voraussetzung für eine ökologisch ertragsorientierte Landwirtschaft.

Krebserzeugende und hoch toxische Gifte wie Benomyl, Dichloflumanid, Thiabendazol, Vinclozolin, Iprodin u. v. m. könnten damit vermieden werden! Die Pflanzen wachsen kraftvoll und werfen dabei noch gesunde Ernteerträge ab.

118

Der Hobbygärtner braucht von nun an keine Angst mehr zu haben vor freßwütigen Schnecken, zerstörerischen Läusen und Pilzen.

Daneben sind Niembaumsamen ein äußerst wirkungsvoller aber dennoch sanfter Schutz für Haustiere jeder Art. Blutsaugende Zecken, Läuse und Flöhe nehmen Reißaus vor dem Niemöl, das nebenbei das Fell gesund glänzen läßt und die Haut tonisiert. Bei Milbenbefall erfahren die vierbeinigen Freunde heilende Linderung, und Kleinverletzungen durch (Zecken-)Bisse und Stiche heilen schneller ab, Infektionsgefahren werden gebannt.

Vor allem in Bereichen der Nutztierhaltung hat das Niemöl überzeugende Vorteile gegenüber chemischen Parasitenbekämpfungsmitteln, die sich am Ende der Nahrungskette auf unserem Teller wiederfinden. Das Preis-Leistungsverhältnis wäre ein weiteres Argument, warum Niem sowohl für Klein- als auch für Großbetriebe eine sinnvolle Alternative wäre.

Sowohl Pflanzen als auch Tiere, vor allem aber die Menschen erfahren deutlich mehr Lebensqualität durch diese Besonderheit der Natur! Die kosmetische Anwendung beruhigt die Haut, entlaust auf natürliche und unschädliche Art und Weise und vertreibt saugende Insekten aus dem Umkreis des Menschen.

Der Entomologe Prof. Dr. Schmutterer ging diesem Phänomen auf den Grund und entdeckte gar Erstaunliches. Von den über 200 Stoffen im Niemsamen konnten bisher lediglich wenige identifiziert werden. Der Großteil ist schlichtweg unbekannt. Zu den wirkaktiven, bekannten Stoffen gehören Limnoide (fungizid), Azadchachtin (antispermizidal), Nimbin (antiviral), Meliantriol (hemmt die Freßlust der Insekten), Salannin (ist der Freßlustkiller an Blättern) und das Insektenhormon Ekdyson (das den Ablauf des Metamorphoseprozesses stört). Insekten können diesen Stoff mit ihren Sinnen erfassen und nehmen Reißaus. Durch diese einmaligen Eigenschaften eröffneten sich große Anwendungsmöglichkeiten in der Volksmedizin, der Landwirtschaft und in der Tierhaltung und -zucht.

So verwenden zum Beispiel die Inder Niembaumsamen zur Behandlung bei Anämie und Bauchwassersucht, gegen Bluthochdruck, Gelbsucht, Geschwüre und Hämorrhoiden, Lepra, Nesselsucht, Schilddrüsenerkrankungen, Verdauungsstörungen und Zahnkrankheiten.

Das Kauen der Blätter soll sogar eine wirkungsvolle Empfängnisverhütung sein, – jedoch ist dazu keine verläßliche Studie vorhanden und auch die Bevölkerungsdichte Indiens spricht dafür, von einer derartigen Indikation abzusehen.

Ferner wird davon dringend abgeraten, Kindern unter 16 Jahren Niempräparate zur inneren Anwendung zu verabreichen. Wahrscheinlich liegt das an der Vielzahl wachstumshemmender Substanzen im Niemsamen.

Anwenderinfos Niemöl, -samen
(Azadirachta indica)

Bei Pflanzen: Gegen Schädlings-/Krankheitsbefall 1 – 2 Milliliter auf 100 – 200 Milliliter warmes Wasser geben und im Zerstäuber auf die Pflanzen sprühen oder 2 – 4 Tropfen Niemöl auf ein Tuch auftragen und Blätter (auch infizierte Blätter) einreiben. Zum Düngen und zur Verbesserung der Erdqualität etwa 10 – 15 g Niemsamen in 200 g Erde mischen oder 1mal wöchentlich 1 – 2 Milliliter Niemöl auf die Erde träufeln

Bei Tieren: zur Parasitenbekämpfung: bei Milben im Ohrbereich 3 – 4 Tropfen Niemöl auf ein sehr feuchtes Tuch träufeln und damit die Ohren ausräumen. Gegen Zecken und Flöhe 5 – 10 Tropfen auf die Hundebürste träufeln und etwa 10 Minuten das Fell bürsten. Die Liegeplätze des Haustieres 1mal wöchentlich mit Zerstäuber besprühen, 5 Milliliter auf 50 Milliliter warmes Wasser oder ca. 50 g Niemsamen auf 1 Liter Wasser geben und eine Stunde ziehen lassen

Beim Menschen: Als Insektenblocker pro Körperpartie etwa 5 Tropfen Niemöl auftragen und gut verreiben (kann auch in fette Öle gemischt werden). Empfehlung: 10 Milliliter Niemöl auf beispielsweise 50 Milliliter Calendula oder Johanniskrautöl. Zur Nachtruhe 2 – 5 Tropfen auf ein Tuch träufeln und dieses am Kopf und Fußbereich ablegen. Zur Entlausung ca. 5 – 10 Milliliter in die Haare einmassieren und nach 2 – 3 Stunden auswaschen. In der Regel stellt sich die Entlausung nach 1 – 2 Anwendungen ein

Beachten: Nicht in der Sonne stehen lassen! Zur inneren Anwendung fragen Sie bitte Ihren Arzt oder Homöopathen, nicht bei Kindern anwenden!

Omega-3-Fettsäuren

Fette sind für den Menschen existentiell wichtige Basisstoffe. Ohne Fette gäbe es keinen Stoffwechsel, keine Energiespender und -depots, keine Transporteure lebenswichtiger Vitalstoffe innerhalb des Körpersystems. Einfach gesagt: es gäbe kein Leben in der uns bekannten Form.

Der Körper braucht also Fette, in der richtigen Quantität und Qualität. Dabei müssen wir sie ihm zuführen, da er nicht in der Lage ist, seinen eigenen Fettbedarf zu synthetisieren. Aber Vorsicht: Fett ist nicht gleich Fett. Der Körper unterscheidet sehr genau zwischen gesättigten, einfach ungesättigten und mehrfach ungesättigten Fettsäuren. Diese unterscheiden sich sowohl in ihren Aufgaben als auch in ihrer Wirkung ganz erheblich und so ist es wichtig, den Fetthaushalt so ausgewogen wie möglich zu halten.

Dabei haben wir meist kein Problem, die Depots mit gesättigten Fettsäuren zu füllen, die in Form von tierischer Nahrung aufgenommen werden. Das Gegenteil ist der Fall, die meisten Menschen vereinen zuviel der gesättigten Fettsäuren in sich und haben daher Probleme mit Übergewicht, zu hohem Cholesterin und dessen Folgen. Das dadurch vermehrte Low Density Lipoprotein (LDL), das als Cholesterintransporter dient, neigt dann dazu, sich in Arterien abzulagern. Dies ist dann nicht selten der Beginn einer Arteriosklerose die nicht selten zu irreparablen Gesundheitsschäden (Herzinfarkt) führt.

Stellt sich das Symptom der Dyslipoproteinanämie oder Fettstoffwechselstörung ein, sollte man schleunigst seine Eßgewohnheiten umstellen. Dazu gehört neben der Verminderung der Gesamtfettzufuhr und der Normalisierung des Körpergewichtes auch ein ausgewogener Ernährungsplan, in dem unbedingt einfach- als auch mehrfach ungesättigte Fettsäuren ihren Platz finden sollten.

Die Deutsche Gesellschaft für Ernährung empfiehlt dazu, maximal 1/3 der Gesamtfettaufnahme an gesättigten, minimal 1/3 an einfach ungesättigten und wiederum maximal 1/3 an mehrfach ungesättigten Fettsäuren zuzuführen.

Gleichzeitig sollte man die Ballaststoffaufnahme über basische Agrarprodukte und/oder Obst und Gemüse erhöhen. Alkohol, Zucker und zuckerhaltige Lebensmittel sollten weitgehend gemieden werden und durch natürliche zuckerfreie Alternativen wie beispielsweise Steviosid oder Stevia Süßtee ersetzt werden.

Einfach ungesättigte Fettsäuren, die den Cholesterinspiegel etwas weniger wirksam senken als mehrfach ungesättigte finden sich beispielsweise im Oliven- und Rapsöl.

Mehrfach ungesättigte Fettsäuren kommen vor allem im Sonnenblumenöl, Maiskeimöl, Sojaöl und Distelöl vor.

Omega-3-Fettsäuren, die sehr effizient bei der Senkung des Cholesterinspiegels mitwirken, erhalten Sie ausschließlich über Seefische, insbesondere Makrelen, Heringe und Lachs. Beim Fischkauf sollte man aber unbedingt ein Auge darauf haben, woher die Fische stammen.

Gerade bei Süßwasserfischen sind teilweise bedenklich hohe Giftkonzentrationen, durch fortschreitende Umweltverschmutzung, festgestellt worden. Kein Risiko hingegen bergen Fertigprodukte in Form von Tabletten oder Kapseln, bei denen Rückstandskontrollen vorgewiesen werden können.

Zwei der spektakulärsten Omega-3-Fettsäuren, nämlich Eicosapentaensäure (EPA) und Docosahexaeansäure (DHA) finden sich nur bei Meerestieren, bei denen die toxischen Belastungen zwar im Schnitt geringer ausfallen, aber dennoch vorhanden sein können.

Die hochungesättigten Omega-3-Fettsäuren, die zu den Linolensäuren zählen, erwecken wegen ihrer hohen Wirksamkeit seit Jahren schon das besondere Interesse der Wissenschaft. Dabei stellte man nicht nur die cholesterinspiegelsenkende und prophylaktische Wirkung auf den Prüfstand, sondern äußerte sich auch positiv über den supplementierten Einsatz zur problematischen Wundheilung sowie bei komplizierten Heilungsverläufen.

Über dies hinaus stellen die wertvollen Omega-3-Fettsäuren für jedermann eine sinnvolle, essentielle (zufuhrbedingte) Nahrungsergänzung dar und können sehr hilfreich sein, wenn es darum geht, den Fettsäurestoffwechsel konstruktiv in seiner Funktion zu unterstützen, das Gleichgewicht des Cholesterinspiegels zu halten und den Stoffwechsel allgemein zu tonisieren.

Auch zur akuten Cholesterin-Problembehandlung erscheinen die hochungesättigten Omega-3-Fettsäuren effizient, jedoch sollte man den Einsatz der alpha-Linolensäuren unbedingt mit seinem Arzt oder Homöopathen abstimmen, damit es zu keinen Problemen im Fettstoffwechsel selbst kommt, der sehr unterschiedliche Krankheitsbilder und Behandlungsmethoden haben kann.

Vor allem sollte man sich bei Hypercholesterinämie, Hyperlipidämie und Hypertriglyceridämie auf keine Experimente einlassen, da gerade der gestörte Fettstoffwechsel in seinen existentiell wichtigen Funktionen sehr sensibel auf ein äußeres Ungleichgewicht reagiert.

Dennoch gehören Omega-3-Fettsäuren zu den wichtigen Hütern des Fettstoffwechselgleichgewichts und können zur Nahrungsergänzung jederzeit bedenkenlos zur Herstellung der körperlichen Balance und des gesunden Wohlbefindens eingenommen werden.

Anwenderinfos Omega-3-Fettsäuren

Dosierung:	Nach Konzentration des Präparates (s. Beipackzettel)
Vitalstoffe:	Eicosapentateansäure, Docosahexaeansäure, Linolensäure, Enzyme
Darreichung:	Kapseln, Fisch, Meerestiere
Indikation:	Tonisierung des Fettsäurestoffwechsels, Cholesterinprophylaxe
Nebenwirkung:	Bei Fettstoffwechselproblemen zum Arzt/Heilpraktiker

Opuntia, Feigenkaktus

Ist Ihnen das schon einmal passiert: Man verspürt einen unwahrscheinlichen Druck auf der Blase und verschafft sich bei der nächstbesten Gelegenheit Erleichterung. Soweit so gut. Bei einer großen Anzahl von Menschen beginnt nun aber ein unangenehmes und oftmals peinliches Prozedere. Es geht nichts mehr, nur der Drang sich zu entleeren bleibt, – tröpfchenweise Nachzügler wollen nicht enden und man selbst ist nicht sicher, wieviele noch in der Blase ist und wann es den Weg nach außen findet.

Genau diese oder ähnliche Probleme haben alleine in der Bundesrepublik etwa 11 Millionen Menschen, die dadurch körperlichen und psychischen Belastungen ausgesetzt sind. Hauptsächlich tritt es bei Frauen auf, die dieser Widrigkeit mit hygienischen Binden zuleibe rücken, wodurch die Ursache jedoch nicht behoben ist, lediglich ein sicheres Gefühl wird vermittelt.

Harninkontinenz ist der medizinische Name des unkontrollierten Harnflusses. Daneben sind bei Männern Prostatabeschwerden sowie Blasenschwäche (auch altersbedingte), Blasenfehlfunktionen, Griesbildung und Schwäche der Beckenbodenmuskulatur Ursachen ähnlicher Symptome. Ausnahmsweise handelt es sich bei derlei Problemen nicht um degenerative Neuzeiterkrankungen.

Auch im Altertum waren diese Probleme schon bekannt, jedoch kümmerte man sich nicht allzu viel darum, da man mild wirksame Naturheilmittel zur Behebung der Störungen kannte und nutzte. Allen voran Opuntia ficus indica. Der in Mexiko beheimatete, rot blühende und mit korallroten, stacheligen Früchten bestückte Feigenkaktus brachte schon nach relativ kurzer Anwendung die ersehnte Linderung.

Gab man sich damals einfach mit der Einstellung der unangenehmen Symptome zufrieden, mußte man in der modernen Neuzeit den Grund für die erfolgreiche Heilwirkung finden. Der ließ auch nicht lange auf sich warten und ging mit dem Namen b-Sitosterin in die medizinische Fachsprache ein. Was ist b-Sitosterin? Dieser Stoff ist rein pflanzlicher Natur und strukturell ein mit Cholesterin verwandtes Sterin, das wie eine natürliche Blasenschranke wirkt und damit das Nachnässen unterbindet.

Desweiteren unterstützt es die Funktion der Blase und stärkt die Beckenbodenmuskulatur, damit sich die Blase vollends leert. Dies ist ganz besonders wichtig, da sich bei nicht vollständiger Entleerung der Blase Harnblasenerkrankungen durch Bildung von Kolibakterien, Strepto- und Staphylokokken bis hin zum Blasenkrebs in Form bösartiger Wucherungen in und auf der Harnblasenschleimhaut, auch Blasenkarzinom genannt, bilden können.

Um diese äußerst unangenehmen und überaus schmerzhaften Krankheiten, die sich meist erst im fortgeschrittenen Alter bemerkbar machen, zu umgehen, sollte man sich täglich zur Prophylaxe mit Opuntia ficus indica versorgen.

Daß der Extrakt aus der Frucht und Blüte des Feigenkaktus eine medizinisch anerkannte hohe Wirksamkeit hat, läßt sich aus den Empfehlungen von Dr. M. Pätel von der Fördergesellschaft für gesundes Leben entnehmen. Er empfiehlt bereits bei ersten Symptomen einer möglichen Blasen- und Prostataproblematik primär naturmedizinische Präparate, vor allem Opuntia, zu nehmen.

Neben den hervorragenden Heilerfolgen bei Blasen- und Prostataleiden ist Opuntia ficus indica ein allgemein wertvoller Vitalstoffspender. In ihm vereinen sich in hohen Konzentrationen Vitamin A. Daneben, in ebenfalls hohem Vorkommen die Vitamine B1, B2 und C, sowie reichlich Stoffwechselbasen in Form von Mineralstoffen, vertreten durch Kalium, Calcium, Phosphor, Natrium und Eisen.

Da die Familie der Opuntien aus mehr als 200 Artgenossen besteht, die zum Teil psychoaktive Wirkstoffe, vergleichbar mit Meskalin haben, sollte man immer nachfragen, welche Opuntienart dargeboten wird.

Hier beschriebene Eigenschaften treffen daher nur auf den Opuntia ficus indica zu, der absolut keine Nebenwirkungen hat, was bei seinen Artgenossen nicht ausgeschlossen werden kann.

In Mexiko, der Heimat des Opuntia, wird er nur in Form von Marmelade mit einem blumigen Aroma, als frische oder gedörrte Feigenfrucht verwendet. Der Gedanke der hierzulande vertretenen Schulmedizin, eine Arznei in Form einer Marmelade zur Behebung von Blasen- und Prostataleiden vorzustellen, ist äußerst amüsant und hat fast schon abstrusen Charakter, was mich zu der Frage verleitet: Warum eigentlich?

Anwenderinfos Opuntia (Opuntia ficus indica)

Dosierung: 1 – 2 Tabletten/Kapseln täglich nach den Mahlzeiten. Bestehende Therapien zur akuten Problembehandlung nur in Absprache mit dem Arzt oder Homöopathen umstellen

Darreichungen: Tabletten, Kapseln, Früchte frisch/getrocknet, Marmelade, Fruchtschnitten

Vitalstoffe: Vitamin A, B1, B2, C, Kalium, Calcium, Natrium, Phosphor, Eisen

Indikation: Harninkontinenz, Prostataleiden, Blasenentzündung und –funktionsstörung, Prophylaxe vor Blasenkrebs, zur Stärkung der Beckenbodenmuskulatur und Blasenfunktion

Nebenwirkung: Wohlbefinden und Sicherheit in allen Lebenslagen

Pai Mu Tan Tee

Wenn man vom chinesischen Tee spricht, denkt man unweigerlich an die mannigfaltigen Grüntees, die es mit den
unterschiedlichsten Namen und Qualitäten gibt. Kaum je-
mand bezieht den weißen Tee mit ein. Dabei ist der weiße
Tee eine Spezialität mit sehr markanten Eigenschaften.
Doch vorerst einmal die Unterschiede und Hauptmerkmale
dieser sanften Teekostbarkeit.

Der weiße Tee ist etwas Besonderes unter den sechs
chinesischen Teearten. Seine Sträucher wachsen alleine
oder maximal zu zweit an sehr steilen, nur schwer zugäng-
lichen Hängen, was die Ernte erheblich erschwert. Weißer
Tee ist nicht grün, schwarz oder grünlich braun wie Oo-
long-Tee, sondern silbrig weiß und verbreitet nach dem
Aufguß das zarte Aroma der frischen Teeknospe. Auch
die Herstellung unterscheidet sich gravierend von allen
bekannten Tees und deren Herstellungsverfahren. Weißer
Tee wird weder gedämpft noch gerieben und geknetet oder
gar fermentiert. Nein, – bei dieser Teesorte übernimmt die
Sonne die ganze Arbeit. Die frischen Blüten, die sehr sorg-
sam abgetrennt werden müssen, da sie sonst immensen
Qualitätseinbußen in Aussehen und Geschmack unterlie-
gen, werden auf gut durchlüftete Siebe ausgelegt und unter sanfter Sonnenbestrahlung dem natürlichen Welkpro-
zeß freigegeben. Erst wenn Blätter und Blüten etwa 70 –
80 Prozent des Feuchtigkeitsgehaltes verloren haben,
werden sie bei kleiner Hitze geröstet bis sie vollkommen
getrocknet sind. So einfach sich dies anhört, so eminent
wichtig ist es, daß während des Prozesses ein erfahrener
Spezialist die Knospen und Blätter permanent kontrolliert.
Tee-Experten gehen davon aus, daß dieses Verfahren der
Ursprung aller heute bekannten Herstellungsverfahren ist.
Demzufolge mutmaßt man, daß die Teekultur auf den

weißen Tee zurückgeht. Damit wäre er quasi der Vater aller Tees.

Nach Europa kam der weiße Tee sehr spät, nämlich erst um 1890 und wurde sehr teuer verkauft. Da es damals noch keinen festen Qualitätsstandard gab, passierte es manchmal, daß ein und derselbe Tee einmal sehr gut und dann wieder abscheulich schmeckte. Dies kommt daher, daß neben dem Pflück- und Trocknungsverfahren auch der Schnitt und die Schichtmethoden gravierende Auswirkungen auf den Geschmack haben, was man heute über die Qualitätskontrolle gewährleistet kann.

In der traditionellen chinesischen Anwendung hat man den weißen Tee vor allem wegen seines „Kühlungseffekts" bei Fieber oder inneren Hitzewallungen genutzt. Darüber hinaus galt er auch als wirksames Mittel gegen Masern und Entzündungen. Hauptsächlich ist es aber die pure Lust am erfrischenden Genuß gewesen, die den weißen Tee so beliebt machte. Von den sechs chinesischen Teearten steht er uneingeschränkt an erster Stelle, vorausgesetzt man erhält gute Qualität. Von einer guten Qualität spricht man, wenn die Blattknospen des ersten Tees „so weiß wie ein Laken" sind (Zitat von Song Zian).

Damit Sie die Qualität augenscheinlich ins Visir nehmen können, beschreibe ich nun die drei Qualitäten des weißen Tees, auf die Sie beim Kauf unbedingt achten sollten:

Der absolute König unter den Weißen ist der „Silberne Pekoe". Verwendet werden ausschließlich die im Frühjahr sprießenden Knospen mit den jungen und kräftigen Blättern, die noch mit einem leichten Silberflaum überzogen sind. Dieser „Königsweiße" erfordert ein Höchstmaß an Sorgsamkeit bei der Pflückung und Zubereitung. Da soviel Fürsorge auch einen Preis hat, bekommt man diesen weißen Naturschatz nur ganz selten in unseren Breiten angeboten und wenn, dann eben nur zu horrenden Preisen.

Absolut fürstlich und nicht minder hochwertig ist der

„Große Weiße", oder, wie man ihn auch noch nennt, der „Pai Mu Tan" Tee. Für ihn verwendet man die Knospe sowie die beiden ersten oberen Blätter des Chingwo und/oder Funding Teestrauches. Sein Aroma ist erfrischend mild und hat eine erstklassig blumige Note, die mit nichts vergleichbar ist. Für uns Europäer ist der Pai Mu Tan Tee die geeignetste Art, weißen Tee zu genießen, denn er vereint in sich alle Merkmale eines hochwertigen Weißtees und zugleich stimmt auch der Preis.

Zu guter Letzt gibt es dann noch den „Kleinen Weißen", den man durchaus auch in akzeptabler Qualität erhalten kann. Dennoch ist diese preisgünstige Variante der Weißtees zwar immerhin geeignet, sich eine Geschmacksprobe einzuverleiben, doch in letzter Konsequenz kann er nur einen Vorgeschmack auf seine Artgenossen geben, die sich eine Klasse über ihm befinden.

Wenn Sie sich nun entscheiden, den weißen Teegenuß auszuprobieren, dann achten Sie bitte darauf, daß Sie keine Behältnisse aus Aluminium verwenden. Aluminiumgefäße verfälschen den Geschmack teilweise erheblich. Am besten ist, Sie nehmen ein (Kristall)Glas, füllen dieses mit etwa 200 ml heißem (nicht brodelnden) Wasser und geben 3 – 5 g, was etwa einem gut gehäuften Teelöffel entspricht, Pai Mu Tan Tee dazu. Wenn die an der Oberfläche schwimmenden Blätter nach etwa 5 – 6 Minuten absinken, muß der Tee noch etwa 10 Minuten ziehen, bevor Sie ihn dann mit maximalem Hochgenuß trinken können. Pai Mu Tan Tee läßt sich auch gut als Grundgetränk mit vielen anderen Getränken und Aromen mischen. Ihrem Geschmack und Ihrer Phantasie sind keine Grenzen gesetzt. Mein Tip jedoch lautet: Genießen Sie guten Weißtee pur und verwenden Sie niedrigere Qualitäten zur Herstellung von Mischgetränken.

Anwenderinfos Pai Mu TanTee

Dosierung: Etwa 3-5 g Tee (= ein gut gehäufter TL) auf 200 ml heißes Wasser. Nach Absinken der Blätter noch etwa 10 Min. ziehen lassen, maximal jedoch insgesamt 1/4 Stunde (wenn sich die Blätter nicht absenken)

Vitalstoffe: Polyphenole, Saponine, frei von Teein. (Genaue Inhaltsstoffangaben sind derzeit noch nicht verfügbar)

Darreichung: Tee

Indikation: Als Erfrischung und zur inneren Kühlung bei Hitzewallungen, Fieber und körperlichen Belastungen. Er wirkt entzündungshemmend und als Masern-Prophylaxe

Nebenwirkung: keine

Papaya

Das immens umfangreiche Spektrum der Papaya sowie ihre reichhaltige Wirkstoffvielfalt machen es nahezu unmöglich, im kurzen das wiederzugeben, was der Melonenbaum alles zu bewirken vermag. Dennoch möchte ich versuchen, Ihnen einen groben Überblick über den „Wunderbaum" zu vermitteln, den man in nahezu allen tropischen Ländern findet.

Die holzigen Stauden des Melonenbaumes werden 6 – 8 Meter hoch und tragen zumeist grüne bis gelbe melonenartige Früchte, die bestimmt jeder schon einmal gesehen hat und die als wohlschmeckendes Obst bekannt sind.

Was jedoch viele Menschen nicht wissen, ist die unglaubliche Wirkung der Papaya auf die Gesundheit und das allgemeine Wohlbefinden.

Althergebrachte, volksmedizinische Anwendungen, die von der Urbevölkerung bis zu den heute noch lebenden freien Indianerkulturen angewendet werden, sehen den „medizinischen" Einsatz von Papaya in nahezu allen Krankheitsgebieten vor.

Ob zur enzymatischen Verdauung und Harmonisierung oder zur Aktivierung und Tonisierung des endokrinen Drüsensystems, zur Regenerierung der Zellen, Muskeln, Haut, Knorpel (Bandscheibe!) bis hin zum Schutz und zur Förderung der Leberfunktion sowie des prophylaktischen Einsatzes gegen Krebs, Osteoporose und Koronarherzerkrankungen gibt es fast keinen Bereich, in dem die enzymreiche Exotenfrucht nicht ihre mächtige Wirkkraft entfaltet. Die entschlackende und entgiftende Wirkung sollte in Anbetracht der vielen Genuß- und Umweltgifte nicht unerwähnt bleiben.

Nach all den aufgezählten symptomatischen Behandlungsmöglichkeiten, wobei noch längst nicht alle genannt wurden, haben Sie sich sicherlich gefragt, warum man einen solchen Wunderheiler nicht auch in der Medizin nutzt?

Aber keine Bange, auch an der Schulmedizin sind die immensen Einsatzmöglichkeiten der Papaya nicht unbemerkt vorübergezogen, wobei man sich hier aber nur einzelne Wirkstoffe beschränkt.

Dabei hat der Hauptwirkstoff Papain, den man u. a. in der Lebensmittelindustrie als Fleischzartmacher nutzt, in der Medizin eine entscheidende Rolle bei der enzymatischen Verdauung und der Enzymtherapie. Dieser „Eiweißreaktor" hat die unglaubliche Fähigkeit, Enzyme bis zu ihren Basen, den Aminosäuren, zu spalten, was man auch als „proteolytische Aktivität" umschreibt. Die Ursache für diese sagenhafte Wirkung liegt an der Struktur des Papains, das eine Kette aus 212 hochreaktiven Aminosäureresten bildet und, untypisch für Enzyme, hohen Temperaturen bis zu 75 Grad Celsius standhält.

Da es ähnlich wie das Enzym Pepsin agiert, das für die Enzymspaltung des Magensaftes eine immens wichtige Rolle spielt, unterstützt es die Verdauung auf sanfte aber effektvolle Art und Weise.

Das Papain wirkt hervorragend zu enzymatischen Wundbehandlungen und beschleunigt den Heilungsprozeß. Die antimikrobielle Wirkung ist einem anderen hochwirksamen Stoff der Papayamelone zuzuschreiben. Man nennt ihn Papaya-Lysozyme. Dieses ganz besondere und einzigartige Enzym löst in seiner Funktion die Bakterienzellwände auf und leitet somit den zellulären Bakterienzerfall ein. Diese positive Eigenschaft macht Papaya zu einem idealen Wegbegleiter bei Fasten-, Entgiftungs- und Entschlackungskuren zumal seine Energiewerte nur minimal sind (ca. 14 kcal/100 g).

Einen Beweis dafür, daß Vitalstoffreichtum keine hohen Energiewerte braucht, liefert Papaya mit seinen sehr hohen Vitamin C- und Kaliumvorkommen. Außerdem ist Papaya reich an Thiamin, Riboflavin (wichtige Komponenten zur Beruhigung des Nervensystems) und Niacin oder auch Nikotinsäure (was für die Atmungsvorgänge und Wasserstoffübertragung eine entscheidende Rolle spielt und darüberhinaus einen nicht minder wichtiger Grundbaustein für die Coenzyme NAD + NADP, die wiederum den Energiestoffwechsel der Atmungsorgane – wichtig für Raucher – aktivieren, darstellen).

Neben einem Megaanteil am Urvitamin C finden sich Calzium für kräftige Knochen, Phosphor, zuständig für alle physiologisch-chemischen Reaktionen im Körper, sowie Magnesium und Eisen in wirksamer Menge.

Zu guter Letzt möchte ich das Zellvitamin E und die Betacarotine nicht vergessen, die als Vorstufe zum Vitamin A einen wirksamen Schutz gegen die Feinde des Alterns und des Zellverfalls, verursacht durch die freien Radikale, darstellen. Durch diesen Vitalstoffreichtum ergeben sich immense Einsatzmöglichkeiten zur Behandlung und vorbeugenden Verhütung von Krankheiten.

Die Ureinwohner Australiens, die Aborigines, sprechen der Papayafrucht göttliche Kraft zu und verwenden sie nahezu bei allen Krankheiten, insbesondere Diabetes, Krebs, Arteriosklerose und rheumatischen Erkrankungen.

In der Kosmetik bietet sich die enzymspaltende Wirkung zur Hautverjüngung, gegen Hautunreinheiten und Hornhautbehandlung an. Zu den äußerlichen Behandlungen empfiehlt man die enzymreiche Papaya in Form von Salben, Absudumschlägen sowie Cremes und Ölen zur beschleunigten Wundheilung und Bakterienhemmung.

Die beinahe grenzenlosen prophylaktischen Anwendungsmöglichkeiten sind darauf zurückzuführen, daß Papaya mit seinen Wirkstoffen ganzheitlich die Ursachen von Krankheiten ausschalten kann. Dabei spielt der Darm als Vitalstoffsammelpunkt und -verwerter eine wichtige Rolle.

Papaya stellt das natürliche Gleichgewicht des Darms her, unterstützt ihn in seiner Funktion und bekämpft ein Übergewicht an schädlichen Bakterien. Zudem filtriert sie die schädlichen Stoffwechselreste aus dem Organismus, hilft somit der Leber ganz erheblich, gleicht Übersäuerungen verursacht durch Streß, Vitalstoffarmmut sowie Umwelt- und Genußgifte aus, aktiviert das Drüsensystem zum verbesserten Stoffwechsel und entlastet durch seinen Enzymreichtum die Bauchspeicheldrüse.

Um das ganzheitliche Bild des Naturgeschenkes abzurunden, wurde der Frucht ein sehr angenehm lieblicher Geschmack zugedacht. Für den Komposter bleibt leider nichts übrig, da auch die Schale sich sehr gut zur Salatbeigabe eignet und die gemahlenen Kerne als würzig scharfer Pfeffer verwendet werden können.

Um sich der gesunden Kraft der Papaya zu erfreuen, kann man sie als leckere Frucht genießen, als erfrischenden, sanften Tee trinken oder als konzentrierte Kapsel einfach und überall einnehmen. Schädliche Nebenwirkungen gibt es keine, nur die pure Lust am Leben und der Gesundheit macht sich bei der Bewältigung des Alltags schon nach wenigen Tagen bemerkbar.

Anwenderinfos Papaya (Papaya Carica)

Verwendet werden: Früchte, Schale und Kerne

Dosierung: Nach eigenem Ermessen und Verträglichkeit

Vitalstoffe: Enzyme, Papain, Vitamin C, B1, B2, E, Kalium, Calcium, Magnesium, Eisen, Aminosäuren, NAD, NADP

Darreichung: Frucht, Tee, Fruchtriegel, Kapseln, Tabletten

Indikation: Vitalstoffzufuhr, Enzymtherapie, bei chronischen Krankheiten, Wundheilung, gegen Alterungsprozeß, in der Kosmetik, Krankheitsprophylaxe, org. Entsäuerung, Entgiftung und Entschlackung

Nebenwirkung: Keine bekannt

Pu-Erh-Tee

Ein weiterer Grüntee aus der großen Camellia Sinensis Familie ist der Pu-Erh-Tee, der wegen erstaunlicher Eigenschaften von sich Reden machte. Wer möchte nicht seine überflüssigen Pfunde verlieren? Der Pu-Erh-Tee ist der geeignete Mitstreiter beim Kampf gegen Fettansammlungen. Dabei wird der Pu-Erh-Tee in der alten chinesischen Tradition, die auf eine mehr als 1700jährige Geschichte zurückblicken kann, nicht nur effizient dazu verwendet, das Fett aus dem Gewebe zu verbrennen, sondern er greift auch das überflüssige Fett im Blut an und kann den Blutfettgehalt, je nach Qualität, um mehr als 13 Prozent senken. Untersuchungen haben gezeigt, daß bereits so geringe Mengen wie drei Tassen Tee (zu 0,25 – 0,33 Liter) pro Tag ausreichend sind, um einen positiven Einfluß auf die Blutfettwerte zu erzielen.

Zur effizienten gesundheitlichen Nutzung des Pu-Erh-Tees ist es ganz wichtig, daß man eine gute Teequalität verwendet. Die langjährige traditionelle Verwendung des „Fettkillers" lehrt, daß die Wirksamkeit bei Verwendung des gleichen Aufgusses sich nach oben hin steigert. Man sagt, daß der zweite und dritte Aufguß noch wirkungsvoller ist. Leider gibt es nur sehr wenig Informationen über Wirkstoffe und Aufbereitung des Pu-Erh-Tees. Das liegt nicht daran, daß man den Kunden im Ungewissen darüber lassen möchte, sondern basiert auf der Tatsache, daß die Chinesen sich das „Monopol" ihrer sehr alten traditionellen Nutzung nicht aus der Hand nehmen lassen wollen. Es müssen nämlich nicht nur die besonderen Blätter des Quingmao-Baumes sein, der vornehmlich in den Gebieten von Yunnan, Tibet und Sichuan vorkommt, sondern auch die Verarbeitung der geernteten Teeblätter muß auf eine ganz spezielle Art erfolgen.

Für den unwissenden Käufer ist es oftmals sehr schwer, seinen Kauf von qualitativen Aspekten abhängig zu machen, da der Pu-Erh-Tee, wie auch der Grüntee, keinen natürlichen Ursprung hat. Beide sind Hybride, die sich aufgrund dessen nach dem Heranwachsen einer Generation in teilweise ganz verschiedenen Untergruppen weiterentwickeln. Aus dieser Konstellation ist eine Vielfalt von mehr als 200 Sorten entstanden, die sich wirklich ganz erheblich in Geschmack, Geruch und Farbe unterscheiden können. Auch die Wirksamkeit und der Preis sind von der (Ab-)Artenvielfalt stark beeinflußt.

Wenn Sie also keinen Anbieter haben, dem Sie Vertrauen entgegenbringen können, dann bleibt Ihnen gar nichts anderes übrig, als zu probieren. Teeblätter von guter bis sehr guter Qualität haben eine intensive rote Farbe und verbreiten ein angenehmes Aroma beim aufbrühen, was sich im Trinkgenuß wiederfindet. Der Tee selbst ist sehr reich an Vitalstoffen wie Vitaminen, Aminosäuren, Teein (< 3 Prozent), Bitter- und Gerbstoffen.

Um in den Genuß der maximalen Vitalstofffülle zu gelangen, ist es wichtig, daß der Tee zum einen von Herstellerseite richtig verarbeitet worden ist und daß man ihn andererseits richtig zubereitet. Zu beachten ist dabei, daß man keine Aluminium Gefäße zum Zubereiten verwendet und das Wasser zum Aufbrühen nicht zu heiß ist. Wie beim Grüntee sollte man das Wasser zum Kochen bringen und danach leicht abkühlen lassen bevor man aufgießt. Als Dosierung wird ein Teelöffel Pu-Erh auf eine Tasse empfohlen. Nach dem Aufgießen sollten Sie den Tee nicht länger als 2 bis maximal 3 Minuten ziehen lassen.

Zum Abschluß sei erwähnt, daß es zwar keine wissenschaftlich aufbereitete Biographie über den Pu-Erh-Tee gibt, die ihn in seiner Wirksamkeit bestätigt, jedoch nutzt ihn die alte chinesische Tradition schon seit jeher als Fettverbrenner, und es gibt eine große Menge zufriedener Menschen, die von der famosen Wirkung profitieren konnten. Dennoch möchte ich anmerken, daß die Absicht zur Gewichtsreduktion nur dann auch auf lange Sicht vom Erfolg gekrönt sein wird, wenn der Pu-Erh-Tee als Helfer neben einer Umstellung der Eß- und Ernährungsgewohnheiten fungiert.

Anwenderinfos Pu-Erh-Tee

Dosierung: Geben Sie einen gehäuften TL Pu-Erh in eine Tasse und übergießen Sie ihn mit kochendem Wasser. Etwa 10 Minuten ziehen lassen, danach abseihen

Vitalstoffe: Phenole, Tein, Purinalalkaloide, Triterpensaponin, Cartinoide (Neoxanthin, Violaxanthin, Lutein, ß-Carotin), Saponine, Kalium Ione, Kaliumfluorid, Aluminium-, Mangan Ione, Linalol, Geraniol, Benzylalkohol, (trans)-Hex-2-enal.

Darreichung: Kapseln, Tabletten, Tee

Indikation: Zur Fettverbrennung aus Blut und Gewebe, fördert die Durchblutung der Herzkranzgefäße, erhöht Tonus der Hirngefäße, regt ZNS an, verbessert Konzentrations-, Reaktions- und Lernfähigkeit, wirkt cholesterinsenkend, karieshemmend, antimutagen, antikarzinogen.

Nebenwirkung: Keine bekannt

Sanddorn

Warum bekommen Tiere keine Erkältung und warum werden sie so selten krank? Haben Sie sich eine derartige Frage schon einmal gestellt? Wenn Sie darauf noch keine Antwort gefunden haben, dann jetzt. Das Geheimnis ist, daß Tiere das Urvitamin C selbst synthetisieren können und so nie Mangel an dem wichtigsten aller Vitamine haben. Da Krankheiten wie die „Seefahrerkrankheit" Skorbut mittlerweile beinahe ausgestorben sind, neigt man leicht dazu, Vitamin-C-Defizite leichtfertig abzutun. Dennoch ist der Bedarf an Vitamin C sehr groß, zumal es nach relativ kurzer Verweildauer im Körper (etwa 2 Stunden) wieder ausgeschieden wird. Erschwerend kommt hinzu, daß viele Umweltgifte, Arzneimittel und Genußgifte das wertvolle Vitamin zerstören. Eine Zigarette beispielsweise zerstört 20 – 100 mg Ascorbinsäure, der tägliche Bedarf hingegen liegt bei nur 75 mg! Das erklärt, daß man nicht umhin kommt, sich zusätzlich zu versorgen, wenn man bei guter Gesundheit bleiben möchte.

Wie wichtig das Vitamin C ist wird deutlich, wenn man seine verschiedenen Funktionen in Augenschein nimmt. Ascorbin wird, weil es so wichtig ist, nicht wie alle anderen Vitamine über den Magen-Darm-Trakt im Körper verteilt, sondern es gelangt sofort bei der Aufnahme über die Schleimhäute in den Organismus. Vitamin C ist wichtig für die meisten Stoffwechselabläufe im Körper, wird als der Motor des Immunsystems bezeichnet, verhindert die zelluläre Oxydation durch freie Radikale, hat primäre Funktion bei der Gewebe-, Gelenk- und Knorpelregeneration und ist die unabdingbare Grundvoraussetzung dafür, daß andere Vitamine, Enzyme, Spurenelemente und Mineralstoffe verwertet werden können. Einfach gesagt: Ohne Vitamin C läuft gar nichts!

Sanddorn ist daher ein wertvolles Naturgeschenk, das uns mit dem milden Vitamin C aus seinem Vitalstoffsystem versorgt. Der Gehalt an diesem Urvitamin Sanddorn ist beachtlich. Mit etwa 15 mg Ascorbinsäure auf 1 g Sanddornbeere ist die Frucht, die man bereits seit mehr als 1000 Jahren in der chinesischen Volksmedizin nutzt und die dort in über 300 traditionellen Arzneien Verwendung findet, eine der sowohl quantitativ als auch qualitativ hochwertigsten Vitamin C Träger. Ihr Gehalt übersteigt sogar den der Hagebutte um mehr als das Anderthalbfache. Sanddornbeeren sind aber weitaus mehr als nur Vitamin-C-Versorger. In ihnen tummeln sich noch eine ganze Menge lebensnotwendiger Vitalstoffe. Die Radikalen-Blocker setzen sich zusammen aus dem bereits erwähnten Vitamin C, wirkungs-aktivem Beta Carotin, sanften Bioflavonoiden und dem immer mangelnden Vitamin E. Beim Vitamin E, das zu den Tocopherolen gehört, die neben ihrer Zellschutzfunktion auch ganz erheblichen Einfluß auf schöne Haut, Nägel und Haare haben, sind sich alle einig, daß hier bei den meisten Menschen ganz erhebliche Defizite vorliegen. In 100 g der fruchtig-frischen Sanddornbeere findet sich fast die Hälfte des gesamten Tagesbedarfes an Vitamin E.

Besonders günstige Aspekte ergeben sich auch für alle vegetarischen Hardliner, die bislang einen Mangel an Vitamin B12 oder Cobalamin hinnehmen mußten, da dieses lebenswichtige Vitamin, das ganz erheblich auf die Funktion der Bauchspeicheldrüse wirkt und eine Schlüsselfunktion bei der Blutplasmaproduktion innehat, von Wissenschaftlern nur in Fleisch als wirkungsaktives Quantum nachgewiesen wurde. Sanddorn zwang die Wissenschaft zum Umdenken, denn das phantastische Ölweidegewächs ist die bisher einzige bekannte Pflanze, in der das Vitamin B12 wirkungsaktiv vorkommt.

Zu den weiteren erstaunlichen Eigenschaften von Sanddorn gehört der immense Reichtum an Spurenelementen und Mineralstoffen wie Zink, Kupfer, Eisen, Kobalt, Calcium, Magnesium, Kalium u. v. m., sowie die Ansammlung an ungesättigten und mehrfach ungesättigten Fettsäuren, die einen Vergleich mit dem allseits beliebten Schwarzkümmel nicht scheuen müssen. Diese Kombination ist in großem Maße verantwortlich dafür, daß das Immunsystem genügend Treibstoff bekommt, um alle schädlichen Fremdeindringlinge mühelos zu eliminieren.

Die hohen Anteile an freien Aminosäuren, von denen wiederum etwa 70 Prozent essentieller Natur sind, erinnern eher an die Vitalstoffwunder „Algen" (Blue Green- oder Spirulina Algen) als an ein üppiges Weidegewächs, das weit verbreitet an Flußböschungen wächst. Alle weiteren, ebenfalls wirkungsaktiven Substanzen finden Sie im Anhang „Anwenderinfo" im Anschluß an diese Ausführung.

Die fein aufeinander abgestimmte Vitalstoffkraft macht es schwer, Einzelindikationen zu benennen, da sich die vorhandene Vielfalt gesundheitsfördernd auf nahezu alle Bereiche des Körpers und der Psyche auswirkt. Jedoch kann man eines mit Gewißheit sagen: Zur Aktivierung der Selbstheilungskräfte ist die Sanddornbeere ein ganz wichtiger Helfer, wie groß angelegte Studientests an mehr als 5000 Schülern zeigten. Bei dieser Doppelblindstudie wurde ein Teil der Versuchspersonen mit einem Sanddornpräparat verköstigt, der andere mit einem Placebo. Das Resultat war eindeutig: Während sich bei den Placebo-Versorgten keine Änderung einstellte, konnte man ganz deutliche Leistungssteigerungen bei den Sanddorn-Konsumenten feststellen. Über 70 Prozent von ihnen blieb es verweigert, dem Unterricht krankheitsbedingt fern zu bleiben.

Wer sich also für Sanddorn entscheidet, entscheidet sich auch dafür, mehr Lebensqualität und Lebenskraft zu nutzen, sein gesundheitliches Wohlbefinden zu steigern, den wachsenden Alltagsanforderung besser gerecht zu werden und seinen Geldbeutel zu schonen, da die dargebotenen

Sanddornpräparate günstig zu erwerben sind. Also, nichts wie ran an die Beere, die Sie übrigens in fast jedem Reformhaus, Bioladen und jeder Apotheke kaufen können.

Anwenderinfos Sanddorn
(Hippophae rhamnoides)

Dosierung: 3mal 1 Kapsel / Tablette täglich oder 3mal 10 – 15 Tropfen Öl (bei einem 1:1 Extrakt)

Wirkstoffe: Vitamin C, Vitamin B12, Vitamine B1, B2, B3 und B9, E, Beta Carotin, Carotinoide, Bioflavonoide, Palmitlein- Olein-, Linol- und Linolensäure, ß-Sitosterin, Sigmasterin, freie Aminosäuren, Betain, Cholin, Lecithin, Cephaelin, Zink, Kupfer, Eisen, Kobalt, Calcium, Magnesium, Kalium

Darreichung: (VEGI) Kapseln, Tabletten, Öle, Tinkturen, Pulver

Indikation: fördert den gesamten Gesundheitszustand, unterstützt andere Therapien und trägt zu kürzeren Rekonvaleszenzzeiten bei

Schwarzkümmel

Jeder Dritte bis Vierte kennt die Probleme, wenn es beißt, permanent juckt, Haut und Augen brennen, Ausschläge ausbrechen, sich Hautstellen entzünden, jucken und blutig aufreißen oder Schleimhäute entzündlich aufschwellen, das Schlucken zur Qual wird oder Fieber, Schüttelfrost und Unwohlsein sich breit macht.

All diese Symptome sind nicht Bestandteil eines neuen Dario Agento Horrorszenarios, obwohl der Schluß gar nicht so abwegig wäre, sondern vielmehr reale Fakten, mit denen sich täglich Millionen von Allergikern auseinandersetzen müssen. Der einzige Unterschied zu Dario Argento ist, daß man im Alltagshorror das Drehbuch individuell ändern kann, jederzeit, und nicht bis zum Schluß warten muß, bis das Gute das Böse besiegt. Leider bleibt das Happy End nur allzuoft ein Filmereignis, in der Realität müssen Menschen mit ihrer Allergie den Kampf gegen diese tagtäglich neu ausfechten und das oftmals ihr ganzes Leben lang. Woher kommen nun Allergien?

Das Institut zur Erforschung neuer Therapieverfahren chronischer Erkrankungen und für Immunologie in München hat herausgefunden, daß Allergien ein Defekt der Funktion des Immunsystems zugrunde liegt.

Die beiden Forscher Dr. med. Peter Schleicher und Dr. med. Lutz Bannasch führten die Untersuchungen durch und können nun vielen Allergikern durch das Erkennen der Ursachen vielleicht schon bald durch gezielte Therapien zu einem Happy End verhelfen.

Wie funktioniert aber nun das Immunsystem und warum kommt es zu Fehlfunktionen? Unser Immunsystem hat zwei Späher, die T- und B-Zellen, die bei schädlichen Stoffen Immunreaktionen auslösen.

143

Solche Stoffe, die Immunreaktionen auslösen, werden auch Antigene genannt. Ganz allgemein gesagt, können die T-Zellen zwischen harmlosen und gefährlichen Stoffen unterscheiden. Bei allergischen Reaktionen ist diese Erkennung beeinträchtigt. Die B-Zellen wiederum nehmen in ihrer Eigenschaft als Rezeptoren das Muster für einen spezifischen Antikörper ein, den sie millionenfach ins Blut abgeben, wenn sie auf ein Antigen treffen.

Damit es zu keiner unkontrollierten immunologischen Kettenreaktion kommt, hat das Immunsystem nun zwei ordnende Helfer: T-Helfer, die die Antikörperproduktion fördern und die T-Suppressor-Zellen, die die Produktion wieder hemmen. Das Immun-Antikörperprodukt nennt man auch Immunglobulin E (IgE), das bei Allergien eine große Rolle spielt.

Versagt nämlich die Immunkontrolle, können B-Zellen das Antigen selbst transformieren und dabei Unmengen von IgE-Antikörpern gegen das Allergen im Körper freisetzen. Dabei kommt es noch zu keinen allergischen Reaktionen. Erst wenn die IgE-Moleküle auf der Oberfläche der Mastzellen lagern, melden deren Rezeptoren das Antigen zum zweiten Mal und durch die Verbindung der auf der Mastzellenoberfläche liegenden IgE-Antikörper entsteht ein Reiz für die Mastzelle, chemische Mediatoren wie Histamin und Serotonin auszuschütten. Die Folge davon sind heftige, akute allergische Reaktionen.

Nun ist Therapie dringend erforderlich. Dabei geht es nicht nur um die akute Reaktion, sondern vor allem um die Langzeitwirkung. Bei teilweisem oder komplettem Ausfall der T-Suppressor-Zellen werden die Unmengen der von den B-Zellen produzierten Antikörper (IgE) in den Körper entlassen, die sich aber nicht neutralisieren und deswegen als Ablagerungen in Gefäßen, Gewebe und Nerven absetzen. Dies kann dann zu meist irreparablen Schädigungen wie der koronaren Herzkrankheit, oder zu rheumatischen Krankheiten, sowie Nerven-, Bindegewebe- und Lebererkrankungen führen.

Sicher werden Sie, liebe Leser, sich jetzt fragen, was dies mit Schwarzkümmel zu tun hat. Die Antwort darauf: Alles!

Das schon vor vielen Jahrhunderten genutzte Schwarzkümmelöl ist sehr reich an pflanzlichen, ungesättigten Fettsäuren. Diese hervorragende Eigenschaft macht es zu einem sehr günstigen und äußerst wirkungsvollen Therapeutikum ohne Nebenwirkung.

Wissenschaftlich begründet sich die Wirksamkeit der Therapie durch die essentiell wichtige Synthese von Gamma-Linolensäure und Arachidonsäure zu den hormonähnlichen und immunregulatorischen Substanzen Prostaglandin E1 und E2 (PGE1 + PGE2).

Die beiden ungesättigten Fettsäuren, (Gamma) g-Linolensäure und Arachidonsäure können vom menschlichen Organismus selbst nicht synthetisiert (zusammengefügt) werden. Deshalb benötigt er diese von außen über die Ernährung. Aus der Arachidonsäure entsteht das PGE2, aus der g-Linolensäure das PGE1.

Gerade die g-Linolensäure kommt in sehr hohen Anteilen im Schwarzkümmelöl vor und ist daher fundamentaler Baustein zur richtigen Funktion des Immunsystems. Daraus entstandenes PGE1 wirkt stark entzündungshemmend, als Blocker von Allergie-Mediatoren, zur Stabilisierung übersteigerter T- und B-Zellenfunktion und stabilisiert infolge dessen die gesteigerte IgE-Synthese. Das PGE2 wirkt zudem bronchienerweiternd und eignet sich damit hervorragend als Therapeutikum bei allergischem Asthma.

Zur Therapie wird die Einnahme von 2mal 500 Milligramm Schwarzkümmelöl über 3 – 6 Monate hinweg empfohlen. Auch wenn die Allergie noch nicht ganz beseitigt ist, sollte sich doch eine deutliche Linderung eingestellt haben.

Daß gerade das Thema Allergien mit dem Schwarzkümmelöl einhergeht liegt daran, daß es heutzutage ein Leiden ist, von dem beinahe jeder Dritte betroffen ist und das dadurch ins Auge sticht.

In der Volksmedizin jedoch gibt es wesentlich mehr Anwendungen. Der Prophet Mohammed spricht: „Schwarzkümmel heilt jede Krankheit – außer den Tod!" So gelangt Schwarzkümmelöl zum heilvollen Einsatz beispielsweise bei Bronchitis, Heuschnupfen, Diarrhöen, Blähungen, Hautekzemen und Nesselsucht.

Außerdem erfreute man sich schon damals seiner vitalisierenden Wirkung und nutzte diese bei körperlicher und geistiger Schwäche.

Zur Verarbeitung von Schwarzkümmelölpräparaten werden hierzulande die samtschwarzen, dreieckigen Samen, die an Zwiebelsamen erinnern und einen stark aromatischen, etwas bitteren Beigeschmack haben, verwendet.

Das Öl, gewonnen durch Kaltpressung, ist die natürlichste Form und bestens geeignet zur qualitativen Bestimmung. Das Öl sollte nahezu klares, transparentes Aussehen haben und nicht bitter schmecken.

Ein großes Manko unserer Zeit ist nämlich das „Produzieren auf Teufel komm raus", und so scheut man sich nicht vor dem Einsatz erntemaximierender Düngemittel, Pflanzen- und Schädlingsgiften, die sich in hohen Konzentrationen wieder in der Saat des „Heilbringers" finden und die Qualität gravierend einschränken.

Gerade Allergiker sollten auf ein Rückstandskontrollzertifikat bestehen, das bestimmt jeder Hersteller, der einwandfreie Qualität offeriert, gerne vorlegt.

Die kurze Exkursion ins Immunsystem macht deutlich, wie wichtig es ist, gerade essentielle (zufuhrnotwendige) Vitalstoffe, wie in unserem Fall die Gamma-Linolensäure und Arachidonsäure, in die tägliche Ernährung mit aufzunehmen. Nur wenn diese Vitalstoffe ausreichend vorhanden sind, kann das Immunsystem richtig funktionieren und zur gesunden Lebensqualität beitragen.

Immerhin ist es die Zentrale zur Bekämpfung der gesundheitsschädlichen Substanzen. Könnte das Immunsystem reden, dann würde es raten:

Halte dein Immunsystem rein, dann nistet sich keine Krankheit ein!

Anwenderinfos Schwarzkümmelöl (Nigella sativa)

Dosierung: Je nach Darreichung, jedoch mindestens 1000 Milligramm (=1 g) pro Tag

Vitalstoffe: Großer Anteil ungesättigter Fettsäuren, Alkaloide (Nigellin, Nigellon, Nigellimin) und Eiweiß

Darreichung: Kaltgepreßtes Öl, ätherisches Öl, Tinktur, Kapseln, ganze Samen

Indikation: Immunschwäche, Rheuma, Bronchitis, Allergien, chronische geistige und körperliche Müdigkeit, Heuschnupfen, Diarrhöen, Blähungen, Nesselsucht, Prophylaxe zu Koronarerkrankungen, zur Nahrungsergänzung, zur essentiellen Zufuhr ungesättigter Fettsäuren

Nebenwirkung: keine bekannt

Achtung: Nur Qualitätsware kaufen, am besten Öl. Es darf nicht zu bitter schmecken (Schadstoffe!!) und sollte fast wässrig klar sein

Stevia

Das süße Leben (fast) ohne Kalorien. Ein Traum vieler Menschen, die gerne einmal naschen, vielleicht auch einmal zuviel. Doch der leckerste Naschgenuß ist meist behaftet mit dem Wissen um die bekannten negativen Auswirkungen. Gewichtszunahme und schädliche gesundheitliche Folgen können bei allzu häufiger Süßlust den Genuß vereiteln.

So war es zumindest noch bis vor kurzer Zeit. Eine Pflanze aus der Familie der Chrysanthemen könnte die Träume aller Naschkatzen jetzt wahr machen. Die Rede ist von Stevia rebaudiana, das bisher hierzulande nur als Steviosid hauptsächlich über Apotheken dargeboten wird.

Je nach Darreichungsform hat es eine Süßkraft die 30 – 300mal stärker ist als gewöhnlicher Rohrzucker. Dabei hat das Stevia fast keine Kalorien, ist für Diabetiker nicht nur geeignet sondern auch heilvoll und kennt keine schädlichen Nebenwirkungen. Warum also, werden Sie sich zurecht fragen, nutzt man die wundersamen Eigenschaften des Stevias nicht in der Industrie, wie es beispielsweise in Japan und China schon lange getan wird? Dort findet sich das Stevia in Schokolade, Zuckerstangen, Speiseeis und vielen anderen Süßwaren, deren Genuß man nur allzuoft einschränkt, um die Kapazitäten seiner Waage nicht zu sprengen.

Die Erklärung liegt in der Bürokratie. Die verantwortlichen nationalen und internationalen Organisationen, SCF und FDA, haben entschieden, daß in Stevia Stoffe wären, die mit Süßstoffen nichts zu tun haben und daher per Gesetzbeschluß erwirkt, daß es als Zucker oder Zuckerersatz nicht deklariert werden darf. Erst zu Beginn 1999 besann sich die FDA (Food and Drug Administration) eines besseren und hob die Blockaden auf, was jedoch noch keinen Einfuß auf die deutsche Gesetzgebung hat. Für die industrielle Nutzung stellt dies einen nahezu unüberwindlichen bürokratischen und lebensmittelrechtlichen Hemmblock dar, was zur Folge hat, daß man den Weg des geringeren Widerstandes geht und auf Stevia verzichtet.

Außerdem mutmaßt die Fachwelt der Lebensmittelchemie, daß bei der Biotransformation von Steviosid zu Steviol es möglicherweise zu mutagenen Wirkungen kommen könnte, was inzwischen jedoch als widerlegt gilt.

Demgegenüber steht, auch ohne wissenschaftliches Dafürhalten, eine seit mehr als 1500 Jahren bekannte volkstümliche Nutzung, in deren Erfahrungsberichten keine negativen Auswirkungen benannt sind. Und die industrielle Verwendung in Asien, die Stevia als Zuckerersatz bereits seit gut 10 Jahren nutzt, wäre nicht erfolgt, wenn sich schädliche Nebenwirkungen eingestellt hätten.

Im privaten Bereich kann man Stevia vielfach nutzen. Sehr gut eignet es sich beispielsweise zum Backen, Kochen oder Aromatisieren, sprich Süßen von Kaffee und Tee. Überall dort, wo Zucker benötigt wird, kann man getrost auf Stevia ausweichen und somit nicht nur extrem kalorienreduziert genießen, sondern auch einen aktiven Beitrag zu seiner Gesundheit leisten.

Beinahe unglaublich ist der Sachverhalt, daß Stevia nicht nur für Diabetiker geeignet ist, sondern sowohl als Prophylaxe als auch zur akuten Behandlung gegen die weitverbreitete Zuckerkrankheit angewendet werden kann! Dafür sind die einzigartigen Diterpene, Kauran, Klerodan, Labdan und Beyeran verantwortlich, die nur in Stevia vorkommen und einerseits für die Süßkraft verantwortlich sind, andererseits dafür sorgen, daß der Blutglukosespiegel nicht ansteigt. Das Gegenteil ist der Fall, der Blutzuckerspiegel wird langfristig geringfügig gesenkt.

In der Volksmedizin berichtet man auch von Heilerfolgen bei Zuckerkrankheit, aber auch bei zu hohem Blutdruck, Pilz- und Parasitenbefall sowie vom wirksamen Schutz gegen Erkältungen.

Aus seinem einzigartigen Vitalstoffsystem heraus resultiert seine antivirale und fungizide Wirkung. Durch diese Eigenschaften eignet es sich sehr gut zu oralen Vorbeuge-behandlungen im Rachen- und Mundbereich. Egal, ob man es als Zahnpasta oder Mundwasser verwendet, es wirkt höchst effizient gegen Zahnfäule, Karies und Entzündungen, wobei im Gegensatz zu vielen anderen Zahnhygiene-artikeln die natürliche und wichtige Mundfauna und -flora verschont bleibt und in ihren natürlichen Schutzwirkungen unterstützt wird.

An dieser Stelle kann man ganz deutlich die heilsame Wirkung von Stevia im Vergleich zum gesundheitsschädi-genden Zucker erkennen.

Außerdem hat Stevia weitere große Vitalstoff-Vorkom-men wie Vitamin C, Beta Karotine, Niacin, Thiamin, Ribo-flavine, Aluminium, Calcium, Chrom, Cobalt, Eisen, Ma-gnesium, Mangan, Phosphor, Kalium, Selen, Silicium, Natrium, Zinn und Zink sowie Dulcin, Steviosid, Steviol und ein Öl, das aus weiteren über 50 bisher nicht bestimm-baren Stoffen besteht.

In dieser Vitalstoffanhäufung liegt das Geheimnis der heilsamen Wirkung von Stevia. Neben allen gesundheits-förderlichen Aspekten lassen sich auch hochwirksame Kosmetikpräparate daraus herstellen, beispielsweise Cremes oder Öle zur Glättung von Hautfalten, wobei kos-metische Anwendungen nicht unbedingt einer speziellen Zubereitung bedürfen: Nachdem Sie z. B. den Steviatee (Teebeutel) zubereitet haben, können Sie den Teebeutel für eine Anwendungsdauer von 5 – 10 Minuten auf die Augen oder andere faltige Hautstellen legen. Schon nach wenigen Anwendungen strafft sich die Haut an den mit Stevia behandelten Stellen spürbar. Faltenbildungen wer-den reduziert, das Gewebe regeneriert.

Auch kleinere Wunden oder Hautunreinheiten bis hin zu Infektionen sowie Schuppen- oder Flechtenbefall können so sanft aber wirksam behandelt werden.

Ganz große Chancen dürfte Stevia auch bei Menschen haben, die ihr Gewicht nach unten korrigieren wollen. Als

Flüssigextrakt nimmt man etwa 15 – 20 Minuten vor dem Essen 20 Tropfen ein, um das Hungergefühl abzubauen. Zudem tritt der Sättigungseffekt schneller ein und es fällt sehr viel leichter, weniger zu essen.

Erfahrene Steviaanwender sprechen auch davon, daß sie durch Stevia einen bewußteren Umgang mit der Ernährung erfahren haben und daß ihnen die dauerhafte Einnahme zu mehr innerer Ruhe verholfen hätte.

Das hoch effektive Stevia-Gewichtsmanagement beruht auf der beeinflußenden Wirkung von Stevia auf den Hypothalamus, der unter dem Thalamus im Zwischenhirn liegt und als Informationszentrale für eingehende „Hungermeldungen" des Magens fungiert. Dadurch wird das Eßbedürfnis normalisiert und die „Freßlust" über den natürlichen Hunger hinaus neutralisiert, die Portionen werden kleiner und der Hunger ist schneller gestillt.

Zudem ist Stevia ein sanftes Magentonikum, das sehr gut anstelle eines Magenbitters eingenommen werden kann und den Magen beruhigt.

In den U.S.A. werden daher Steviakonzentrattabletten zur verbesserten Verdauung und zur Förderung gastro-intestinaler Funktionen genutzt. Auch liegen Aussagen zu Forschungsberichten aus Amerika vor, in denen große therapeutische Erfolge bei der Entwöhnung von Alkohol und Nikotin durch das Trinken von Steviatee erzielt wurden. Das Bedürfnis nach den Genußgiften wird weniger, der Suchtdruck läßt merklich nach und die Leber wird durch das große Vitalstoffvorkommen in ihrer entgiftenden Funktion unterstützt.

Damit sind die wichtigsten und phantastischen Eigenschaften von Stevia beschrieben, dennoch könnte man noch etliche volksmedizinische Anwendungen benennen, was jedoch hier den Rahmen sprengen würde.

Ich möchte aber am Rande noch erwähnen, daß Südamerikas Indianer Stevia nach alten traditionellen Rezepturen zubereiten, um es als oral eingenommenes Verhütungsmittel zu nutzen. Die Art und Weise der Zubereitung ist jedoch den dortigen Schamanen vorbehalten und eignet sich hierzulande nicht zu praxisnahen Tests.

Allerdings sind japanische und amerikanische Pharmakologen mit der näheren Untersuchung dieses Phänomens beschäftigt und wer weiß, vielleicht wird dies die Folgen des Viagras unter Kontrolle bringen!

Nachdem ich Ihnen nun soviel Wunderbares über den Zauberzucker Stevia erzählt habe, möchte ich es nicht vergessen, Ihnen auch die verschiedenen Zubereitungen und Darreichungen aufzuzeigen. Traditionell verwendet man die getrockneten Blätter. Dabei gibt es je nach Herkunft große qualitative Unterschiede, wobei beste Qualitäten aus Südamerika, insbesondere Paraguay und Brasilien kommen, weniger gute Qualität wurde bei analytischen Untersuchungen von asiatischer Ware festgestellt.

Das unbehandelte Naturprodukt Stevia trägt relativ hohe Keimansammlungen in sich. Diese sind zwar völlig unbedenklich (vergleichbares Keimaufkommen wie Speiseeis), dennoch neigen sie durch falsche Lagerung oder unsachgemäße Handhabung zu Mutationen, die dann unter Umständen nicht mehr unbedenklich sind. Wenn man also einen unbehandelten Naturtee zubereitet, sollte das Wasser nahezu 70 – 80 Grad Celsius erreichen, bevor man den Tee(beutel) zusetzt.

Zum Kochen und Backen kann man die unbehandelten Steviablätter jederzeit hernehmen, da diese beim Zubereitungsvorgang quasi sterilisiert werden. Darüberhinaus kann man sich auch auf die sichere Seite stellen, indem man sich sterilisierter Ware bedient, die im Preis jedoch wesentlich höher liegt und auf viele Vitalstoffe, die während der Sterilisation zerstört werden, verzichten muß.

Die Süßkraft der Blätter liegt je nach Qualität bei der 15 – 30fachen im Vergleich zu Rohrzucker. Eine andere, ebenso geeignete Variante, ist der Stevia-Flüssigextrakt. Seine Süßkraft liegt beim 90 – 150fachen des Rohrzuckers und kann überall da verwendet werden, wo üblicherweise Zucker verwendet wird. Zu gewichtsreduzierenden

Maßnahmen ist der Flüssigextrakt wegen der einfachen Handhabung am geeignetsten.

Zu guter Letzt wäre da noch das Pulverkonzentrat zu erwähnen, das die 300fache Süßkraft des Rohrzuckers hat und extrem hitzebeständig ist (bis 192 Grad Celsius!).

Darüberhinaus gibt es noch viele andere Präparate, wie beispielsweise Zahncreme, die sehr zu empfehlen ist, oder Mundwasser, sowie Dragees und Fertigtees mit „Stevia inside".

Da die Produktvariation die logische Konsequenz erhöhter Nachfrage ist, könnte mit der weiteren Verbreitung ein nahezu eigener Industriezweig entstehen, sollte man die immense Anwendungsvielfalt dieser süßen Wunderpflanze konsequent nutzen. Dennoch denke ich, daß die beste Anwendung in individuellen Eigenversuchen liegt, bei denen man nur die eine oder andere Grundform von Stevia für sich nutzt.

Anwenderinfos Stevia (Eupatorium rebaudianum)

Dosierung: Je nach Verträglichkeit und Süßegrad

Vitalstoffe: Vitamin C, Beta Karotine, Niacin, Thiamin, Riboflavine, Aluminium, Calcium, Chrom, Cobalt, Eisen, Magnesium, Mangan, Phosphor, Kalium, Selen, Silicium, Natrium, Zinn und Zink sowie Dulcin, Steviosid, Steviol, Öl mit über 50 Wirkstoffen

Darreichung: Blätter ganz/geschnitten, (un-)sterilisiert, Pulver-/Flüssigkonzentrat, Zahnpasta, Mundwasser

Indikation: Zuckerersatz, bei Diabetes, Mundhygiene und Kariesprophylaxe, Gewichtsreduktion, Kosmetik gegen Falten

Nebenwirkung: Bei Steviakonsum wird mit dem Urin Natrium ausgeschieden. Daher bei langfristiger und häufiger Anwendung zusätzlich natrium(haltige) Präparate einnehmen

Teebaum

Der Teebaum ist in der Volksmedizin die Pflanze, die bisher am weitesten erforscht und durchleuchtet worden ist.

Nahezu alle volksmedizinischen Anwendungsgebiete sind mittels klinischer Studien belegt und auch seine Wirkstoffe offenbaren keine neuen Geheimnisse mehr.

Dennoch ist der Teebaum nicht minder interessant, was sein umfangreiches Wirkungsspektrum angeht als auch seine bunte, mannigfaltige und große Vergangenheit.

Die ältesten Berichte vom Allesheiler Teebaum reichen 5000 Jahre zurück und werden von den Aborigines, den Ureinwohnern Australiens, erzählt. Sie behandelten ihre Wunden mit Teebaum und kurierten einen Großteil ihrer Krankheiten durch seine heilsame Wirkung.

So ist es nicht verwunderlich, daß der Teebaum einen sehr hohen Stellenwert bei den Einheimischen besaß und nur allzu oft wegen seiner grandiosen Wirkungen mit „Wunderbaum" oder „Baum der Götter" und einer ganzen Reihe weiterer anbetungswürdiger Namen bedacht wurde.

Als Captain J.Cook dann etwa 1770 in Australien nahe dem heutigen Sidney landete, wurde der „Wunderheiler" erst einmal zur Bierherstellung mißbraucht, bis man im Laufe einer weiteren interessanten Auseinandersetzung mit dem Teebaum seine heilenden Aspekte zu nutzen wußte. Im Cook-Team war es dann der britische Botaniker Dr. J. Banks, der seine erste Niederschrift über den „Tea-Tree" zum besten gab und der den Aborigines gespannt bei der Zubereitung von Tinkturen, Salben und Ölen zusah, die dann Verwendung fanden zur Wundbehandlung sowie zur Heilung gegen die verschiedensten Hautprobleme.

Da James Cook Seefahrer und kein Botaniker war, machte er sich bei der Namensfindung keinen großen Streß. Man trank den Tee, der aus den Blättern des Baumes zubereitet wurde, also: Teebaum. So einfach, kurz und schmerzlos wurde dem Teebaum sein falscher Name gegeben.

Genauso falsch ist auch die botanische Bezeichnung: Melaleuca, das aus dem Griechischen kommt und sich aus melas = schwarz und leukos = weiß zusammensetzt. Dummerweise traten die Entdecker des Teebaumes erstmals zur Namensgebung auf, als Tage zuvor ein Waldbrand wütete. Dadurch waren die Stämme der Bäume schwarz, die Äste hingegen wirkten weiß (von Asche) und so wurde aus dem Namen des einzigartigen Wunderheilers ein einziger Irrtum, was jedoch seiner Wirkung keinen Abbruch tat. Bei uns in Europa spielte der Teebaum während der beiden Kriege eine große Rolle als quasi universelles Hausmittel.

Medizinische Untersuchungen zur Wundbehandlung wurden im Jahre 1930 mit erstaunlichen Erkenntnissen durchgeführt. Das Teebaumöl löste eitrige Infektionen der Haut auf und reinigte die infizierten Wunden vollständig. Dieses Initialereignis beflügelte die Ärzteschaft aller Fachrichtungen, auch für sich ein geeignetes Anwendungsgebiet zu finden und siehe da, die Bandbreite heilsamer Anwendungen explodierte ins Unermeßliche.

Ein Fachjournal berichtete gar von der prophylaktischen Wirkung gegen Kannibalismus in der Geflügelhaltung!

Bei so vielen wundersamen Geschichten fragt man sich doch, warum das Teebaumöl eigentlich so vortrefflich wirkt. Dazu muß man wissen, daß Teebaumöl sich aus 48 einzigartigen, nur im Teebaum vorkommenden, organischen Verbindungen zusammensetzt. Diesen Wirkstoffkomplex macht man allem Anschein nach für die synergetische Wirkung aller 48 Verbindungen zur antiseptischen und fungiziden Wirkung verantwortlich.

Wissenschaftlich erwiesen hingegen ist die heilsame Kraft eines Stoffes, bzw. Öles im Teebaum. Es ist der Terpinen-4-ol Gehalt, der einerseits über die Heilkraft, andererseits zur Qualitätskontrolle fundiert Auskunft gibt.

Die Faustregel lautet: Je höher der Terpinen-4-ol Gehalt, desto höher die Heilkraft. Mindestens soll er jedoch bei 30 Prozent liegen.

Prüfen Sie also beim Kauf unbedingt den Terpinen-4-ol Gehalt, der auf dem Etikett/Beipackzettel deklariert sein sollte.

Ein weiteres Augenmerk legt man auf den Cineolgehalt. Ein Cineolgehalt von 5 Prozent sollte nicht überschritten werden. Ab einer Konzentration von 15 Prozent kommt es auf der Haut bereits zu Verbrennungs- und Verätzungssymptomen. Normalerweise kann man nicht in den Besitz derart schädlicher Ware kommen, da die Australian Tea Tree Industry Association (A.T.T.I.A.) mit Argusaugen über die Ernte und Produktion wacht.

Dennoch, Ausnahmen bestätigen die Regel und daher lieber einmal zuviel als zu wenig geguckt.

Wann wende ich Teebaumöl an? Generell ist der Einsatz bei allen infektiösen, entzündlichen Erkrankungen im Mund-, Hals-, Nasen-, Ohren-, Genital-, Haut-, Schleimhaut- (Achtung: Cineolgehalt!) und inneren Bereich, egal ob Mann, Frau, Kind oder Haustier, angebracht.

Außerdem wirkt es gegen Pilz- und Parasitenbefall und ist zudem ein effektiver Insektenblocker. Die hohe Heilaktivität des Teebaumöls wurde in klinischen Untersuchungen bei schwerer Akne vulgaris, rheumatoider Arthritis, Osteoarthritis, schlechtem Immunstatus (AIDS), Herpes genitalis und Zoster als auch bei Warzen u. a. podriatischen Indikationen, Vaginalinfektionen, Zystitiden und Paronychien, belegt.

Natürlich kennt die Volksmedizin noch eine ganze Reihe mehr Anwendungen, auf die wir hier leider nicht eingehen können. Von Nebenwirkungen ist nichts bekannt, einmal abgesehen von der ätzenden Wirkung des Cineols auf der Haut. Teebaumöl entspannt die Haut, pflegt sie und unterstützt den Säureschutzmantel in seiner Funktion, wobei schädliche Mikroorganismen wie Bakterien, Pilze und Parasiten vernichtet werden. Ideale Eigenschaften, die auch für den kosmetischen Einsatz genutzt werden.

Das immens breite Wirkungsspektrum des Teebaumöls verleitet zu einer Vielzahl an Eigenanwendungen und –Zubereitungen, gegen nahezu alles, was Einschränkungen der gesunden Lebensqualität beinhaltet. Wer sich nicht sicher ist, wie man was zubereitet, für den steht eine große Auswahl an einschlägiger Fachliteratur bereit.

Das Teebaumöl ist gerade durch seine mannigfaltige Wirkkraft nicht nur ein absolutes Muß zur konsequenten Erhaltung und Erhöhung der Gesundheit, sondern auch ein Mittler, der über die breitgefächerten Verwendungs- und Zubereitungsmöglichkeiten dem Menschen in unserer heutigen Gesellschaft wieder einen Bezug zu seinem Körper und der Heilkraft der Natur vermitteln kann. Dieses neue Körpergefühl kann sich dann auch in andere Bereiche des Alltags auswirken und somit erheblich zur verbesserten Lebensqualität beitragen. Die Teebaum-Apotheke eignet sich daher bestens als Initialzündung.

Anwenderinfos Teebaumöl (Melaleuca alternifolia)

Dosierung: Je nach Verträglichkeit und Darreichung

Vitalstoffe: 1.8 Cineole, Terpentine-4-ol, Viridiflorol, sowie weitere 45 Wirkstoffe

Darreichung: Ätherisches Öl, Ölauszug, alkoholischer Auszug, Creme, Salbe, Dusch- und Badezusätze, Seifen, Tabletten, Kapseln

Indikation: Bei den meisten inneren und äußeren Entzündungen, rheumatischen Erkrankungen, bei Parasiten- und Virenbefall oder zur Prophylaxe, bei Hauterkrankungen, Abszessen, Pilzen und Flechten, Zahnhygiene und Prophylaxe im Mundbereich, als Antiseptikum, zur Körperpflege, u. v. m.

Nebenwirkung: Keine bekannt

Sonstiges: Beim Kauf unbedingt darauf achten, daß der Cineolgehalt unter 5 Prozent und der Terpentine-4-ol Anteil über 30 Prozent liegt!!

Trauben (Rotwein)

Wenn man vom Rotwein redet, denkt man zuallererst an eine köstliche Beigabe zu einem geschmackvollen Essen oder den puren Genuß der veredelten Trauben, die je nach ihrer Ursprungsregion den Gaumen des Gourmets in mannigfaltiger Art und Weise entzücken.

Natürlich eignet sich der Rebensaft auch hervorragend als erheiternde Beigabe zu gesellschaftlichen Anlässen aller Art oder als Tröster in kummervollen Zeiten. Bestimmt ist Ihnen das längst bekannt und regt Sie beim Genuß Ihres persönlichen Favoriten, sofern Sie Rotwein trinken, zu keinerlei weiteren Gedanken an.

Dennoch steht der Rotwein in Zusammenhang mit Sachverhalten, die Ihnen vielleicht noch nicht bekannt sind und die für den Gesundheitsinteressierten wissenswerte Aspekte auftun.

Die Rede ist vom sogenannten „French Paradox".. Mit diesem durchaus passenden Namen wird eine Untersuchung beschrieben, die sich mit dem Phänomen beschäftigt, daß die Franzosen, die ja für ihre Lebens- und Genußfreude hinreichend bekannt sind, trotz ihrer im europäischen Vergleich eher ungesunden Lebens- und Ernährungsweise, weitaus gesünder sind, als der europäische Schnitt.

Außerdem liegt die Lebenserwartung bedeutend höher und es gibt mehr „über-Hundertjährige", als in den übrigen Mitgliedstaaten. Woher kommt also dieses „Paradoxon"?

Die Franzosen sind uns als ausgelassen und überaus trinkfreudig bekannt. In alter Tradition trinkt man dort Rotwein, wie hierzulande Bier. Sollte gerade hier die Erklärung des Paradoxon liegen? Die Antwort ist ganz klar „ja".

Aus Untersuchungen geht hervor, daß im Rotwein immense Anhäufungen an Flavonoiden enthalten sind. Flavonoide sind meist gelbe, stickstofffreie phenolische Pflanzenfarbstoffe, die man wegen ihrer positiven Beeinflussung der Permeabilität, also der Durchlässigkeit durch die Kapillargefäße, auch als Vitamin-P-Faktor bezeichnet.

In der Schulmedizin bedient man sich schon seit langer Zeit der Flavonoide, beispielsweise bei Venenerkrankungen, koronaren und peripheren Durchblutungsstörungen, Lebererkrankungen sowie sowie bei diuretischen und spasmolytischen Effekten.

Über 50 verschiedene Flavonoide wurden bisher in den Reben des Rotweins festgestellt, mit einem überaus hoch symbiotischen Zusammenwirken, das zwar wissenschaftlich noch nicht in seiner gesamten Wirkung erfasst werden kann, jedoch in seinem Ursache-Wirkung-Prinzip volksmedizinisch breite Verwendung findet. Genau dieses Zusammenspiel ist höchst effizient bei der Bekämpfung freier Radikale, aggressiver Sauerstoffverbindungen, die nichts anderes im Sinne haben, als vordergründig kranke Zellen zu fressen, wobei sie aber auch vor gesunden, ungeschützten oder schwachen Zellen nicht Halt machen. Diese destruktiven und freßwütigen Zerstörer sind beispielsweise dafür verantwortlich, daß ein Stück Eisen mit der Zeit durch Oxydation rostet oder der menschliche Organismus wegen der Oxydation (=Verbrennung) der Zellen vorzeitig altert.

Die Auswirkungen der komplexen Flavonoidenkombination, wie sie beim Rotwein gegeben ist, bewirkt natürlich nicht die ewige Jugend, aber eine deutlich verlangsamte Abnutzung und damit natürlich verzögerte Alterung des Organismus durch zellulären Schutz. Eine ausreichende Menge an wirksamen Karotenen erhält man bereits nach dem Genuß von drei Gläsern Rotwein, was etwa einer 0,75 Liter Flasche entspricht und von der Quantität ein ziemlich hohes Maß ist. Trotz aller zellschützenden Flavonoide hat eine derartige Menge an Alkohol auf Dauer gesundheitlich negative Folgen und ist eigentlich auch nicht unbedingt notwendig, um sich in der Prophylaxe hinreichend zu versorgen.

Die eigentlichen Vitalstoffe befinden sich nämlich in der Weintraube, wobei sich sowohl Konzentration als auch Wirksamkeit von einer Anbauregion zur anderen teils erheblich unterscheiden, was auf die unterschiedlichen Boden-, Umwelt- und Klimaverhältnisse zurückzuführen ist.

Nach derzeitigem Kenntnisstand vereinen die Reben aus dem Burgund maximale Vitalstoffkonzentrationen zum Schutz gegen zerstörerische Angriffe der freien Radikale in sich.

Natürlich finden sich die Wirkstoffansammlungen auch im Wein wieder, was zu der irrigen Annahme verleiten könnte, daß es nur am Wein läge. Es können sich aber auch Menschen, die dem Wein nicht zugetan sind, oder auch alkoholkranke Menschen mit den Substanzen zum Schutze vorzeitiger Alterung versorgen, indem sie Trauben essen oder sich der auf dem Markt befindlichen sehr leckeren „Rotwein"-Tabletten bedienen.

Natürlich kommen in der Natur Vitalstoffe selten alleine vor und so findet sich in den leckeren Reben nicht nur der Zellschutz, sondern auch reichlich Vitamin C, von dem man nie genug und selten zuviel hat und Vitamin E, das gesunde Schönheit von innen heraus verleiht und ein weiteres, wichtiges Antioxidans ist.

Egal für welche Darreichung man sich entscheidet, das Ergebnis ist immer das gleiche: natürlich gesunder Zellschutz und Wohlbefinden durch konsequente Hemmung degenerativer Alterserscheinungen.

Anwenderinfos Trauben (Rotwein)

Dosierung: Täglich drei Gläser Rotwein à 0,25 Liter, alternativ 500 – 1000 g rote Trauben oder 1 – 3 Rotweintabletten

Vitalstoffe: Mehr als 50 verschiedene Karotine, Vitamin A, C, E, Folsäure, Natrium, Kalium, Magnesium, Calcium, Phosphor, Eisen und Zink

Darreichung: Lutschtabletten, Früchte frisch und getrocknet, Saft, Wein

Indikation: Prophylaxe zur vorzeitigen Alterung, Venenleiden, Durchblutungsstörungen, Lebererkrankungen

Nebenwirkung: Wegen der Permeabilität können bei Weinverzehr bei migränesensiblen Menschen Migränebeschwerden auftreten. In diesem Fall bitte vom Rotwein absehen!

Weihrauch

Arzneimittel oder nicht, das ist die Frage, die Anfang 1998 die Nationen spaltete. Für Furore hat das Präparat H 15 gesorgt, das sich zwar hauptsächlich auf die Wirkung der Boswelliasäuren stützt, die reichlich im Weihrauch vorhanden sind, jedoch wurden diesem Mittel noch etliche Stoffe mehr zugefügt, die von Fachkreisen als Arzneistoffe eingestuft wurden und somit aus der sanft heilenden Nahrungsergänzung rausfallen.

Wir sprechen hier aber über den reinen, echten Weihrauch, ohne Zusätze. Weihrauch oder auch Olibanum ist ein sehr altes, volksmedizinisches Mittel, das seinen Ursprung in Indien fand und dort hoch angesehen war und ist. So opferte man laut Überlieferungen dem Gott Baal jedes Jahr Weihrauch-Räucherwerk im Werte von 1000 Talenten, was zur damaligen Zeit ein beträchtliches Vermögen war.

Volksmedizinisch wurde der Olibanum zur Heilung von chronischen Rheumaleiden und anderen rheumatischen Entzündungen verwendet. Aktuelle Untersuchungen berichten von Therapieerfolgen bei Darmerkrankungen, Entzündungen, Morbus Crohn, Schuppenflechte, Nesselsucht, Gehirnödemen, Tumoren, chronischem Asthma und akuter, möglicherweise auch chronischer Hepatitis.

Von der Universität Bochum aus der Abteilung Pharmakologie und Toxologie wird von ersten durchschlagenden Erfolgen in der Krebsbehandlung berichtet. Dabei spricht Prof. Thomas Simmet von einem medikamentösen Eingriff in den Tumorstoffwechsel, der eine deutliche Hemmung des Tumorzellenwachstums hervorruft und diesen sogar abbaut. Außerdem stellte Prof. Simmet in der Behandlung von Gehirntumorpatienten fest, daß diese schon nach wenigen Anwendungen auf den Boswelliasäureschub reagierten und einen spürbaren Rückgang typischer symptomatischer Begleiterscheinungen feststellen konnten, wie beispielsweise das Schwinden schwerer Kopfschmerzen oder Lähmungen.

Ebenfalls wissenschaftlich belegt und durch den Münchner Neurologen Dr. M. Winking konstatiert ist die Tatsache, daß Boswelliasäuren lipophil sind, also die Blut-Hirnschranke durchdringen und so vorhandene Ödeme oder Entzündungen zum Abschwellen bringen können.

Diese erstaunlichen Ergebnisse beziehen sich auf Untersuchungen im Anfangs- bis mittleren Stadium. Behandlungserfolge im weit fortgeschrittenen bzw. Endstadium sind eher selten und als Zusammenwirken glücklicher Umstände zu werten.

Dennoch ist Weihrauch für alle Betroffenen, denen ich an dieser Stelle eine gute Besserung wünschen möchte, ein nebenwirkungsarmes Heilmittel, auf dessen Erfolg gehofft werden darf, da die klinisch hergeleiteten Behandlungserfolge bei über 50 Prozent liegen.

Die Heilwirkung des Olibanums ist auf die genannten Boswelliasäuren zurückzuführen, die stark hemmenden Einfluß auf den 5-Lipoxygenase-Stoffwechsel haben. 5-Lipoxygenase ist ein Lipotrin, das als stark wirksamer Mediator verantwortlich ist für Entzündungen, Allergien und Ödembildungen.

Einfach gesagt, unterbrechen die Boswelliasäuren, die aus dem Harz des Olibanumbaumes gewonnen werden, den „Krankheitsstoffwechsel" und sorgen sogar dafür, daß entstandene Schäden sich zurückbilden.

Neben der heilenden Wirkungsaktivität hat Weihrauch aber auch einen festen Platz in der Aromatherapie zur Regeneration und Reinigung. Kosmetisch findet er Verwendung bei der Herstellung von Kajalstiften, Lidschatten und einer Vielzahl von Parfüms.

In der Nahrungsergänzung dient Weihrauch hauptsächlich der wirkungsaktiven Prophylaxe gegen rheumatische Erkrankungen sowie zur sanften aber effektvollen Krebsvorbeugung.

Anwenderinfos Weihrauch (Boswellia carteri)

Dosierung: Nach eigenem Ermessen, i. d. R. eine bis zwei Tabletten täglich, zur akuten Krankenbehandlung fragen Sie bitte Ihren Arzt oder Apotheker

Vitalstoffe: Boswelliasäuren, 3-Acetyl-ß-Boswelliasäure

Darreichung: Als Tabletten oder Kapseln, wässrige/alkoholische Auszüge

Indikation: Gehirntumore, -ödeme, Rheuma, rheumatische Erkrankungen/Entzündungen, Ödeme, chron. Polyarthritis, Morbus Crohn, Colitis ulcerosa, Psoriasis, Asthma, Hepatitis

Nebenwirkung: Keine, in wenigen Fällen Brechreiz und Erbrechen

Schlußbemerkung

Liebe Leserin, lieber Leser,
bestimmt haben sich für Sie nun neue und wunderbare Aspekte aufgetan, wie Sie Ihren Gesundheitszustand und Ihr Wohlbefinden mit den sanften Heilern der Volksmedizin kontinuierlich erhalten und verbessern können.

Trotz der phantastisch immensen Vitalkraft der vorgestellten Präparate können Sie dennoch nicht immer sicher sein, daß sich genau die im Buch beschriebene Wirkung auch einstellt. Sie werden sich fragen: „Weshalb?" Grund dafür ist, daß bei den hier beschriebenen Wirkungen von nahezu naturbelassenen, rückstandskontrollierten und qualitativ hochwertigsten Grundstoffen ausgegangen wird, und nur solche hochwertigen Grundstoffe auch zur Weiterverarbeitung verwendet werden: eine wichtige Voraussetzung für die mannigfaltige Wirkkraft. Da es für Sie nahezu unmöglich ist, ein Fertigpräparat auf seine Vitalkraft hin zu prüfen, sollten Sie einige Kriterien zugrunde legen, die Ihnen die Gewähr auf sehr gute bis maximale Wirkungserfüllung ermöglichen.

Verzichten Sie auf den Kauf von Billigware!
Allzuoft sind die ausgelobten Grundstoffe nur so minimal darin enthalten, daß die erhoffte Wirkung ausbleibt. Es gibt verschiedene mögliche Gründe für Billigofferten, zum Beispiel, daß der verwendete Grundstoff qualitativ schlecht ist, aus Überbeständen stammt oder ein Verschnitt ist. (Beispiel Grapefruitkernextrakt: nur wenige Hersteller verwenden ausschließlich den Grapefruitkern! Oftmals werden außer dem Kern noch Frucht, Schale und anderes Beiwerk zusammengemischt!)

Gute, wirksame Qualität dagegen wird weitgehendst ohne schädliche Zusätze, über milde, vitalstofferhaltende und folglich aufwendige Herstellungsverfahren erzielt. Man verwendet frische Ware, die möglichst aus kontrolliertem biologischen Anbau oder Wildwuchs stammt und vor Ort schnellstmöglich verarbeitet wird, um Vitalstoffe zu erhalten, die nach dem Ernteschnitt beinahe stündlich verloren gehen. Außerdem können Anbiter auf Verlangen Rückstandskontrollen vorlegen.

Nahrungsergänzung ist Vertrauenssache!

Unter den vielen Anbietern von Nahrungsergänzungspräparaten sollten Sie sich für jene entscheiden, bei denen Sie ein gutes Gefühl haben und die für Sie vertrauenswürdig sind. Dies können Sie schnell in Erfahrung bringen, indem Sie sich telefonisch oder bei einem Besuch vor Ort (im Laden ...) informieren, um die fachliche Kompetenz zu prüfen und sich beraten zu lassen.

Abstand sollten sie von Billig-Discountern nehmen, die oftmals nur aktuelle Trends nutzen, Kunden ins Geschäft zu locken! Abzuraten ist auch von Herstellern, die Ihnen nur unzureichend Auskunft geben können oder unseriöse Wirkungsversprechen machen. Gut beraten sind Sie in Apotheken, Naturkostläden, bei Naturversendern, in Reformhäusern etc. Legen Sie Ihr Hauptaugenmerk vor allem auf kleinere Unternehmen, die den direkten Kontakt zum Anbieter halten und somit aus eigenem Erleben über Anbau und Verarbeitung informieren können.

Eigenverantwortung ist das A und O!

Wenn Sie sich einen „Bären" aufbinden lassen, dann liegt das zumeist auch an der eigenen Unkenntnis. Wenn Sie sich entscheiden, Ihre Lebensqualität mit den sanften Naturheilern zu verbessern, dann sollten Sie sich auch damit auseinandersetzen. Dieses Buch kann Ihnen dabei eine wertvolle Hilfe sein und es sollte Sie veranlassen, sich auch über andere Produkte, die hier noch nicht aufgeführt sind, zu informieren. Fragen Sie Naturheilkundige, kompetente Naturwarenversender oder lesen Sie in Kräuter-, Pflanzen- oder Fachbüchern, die sich mit dem Thema Naturheilkunde beschäftigen. Auch im Internet gibt es viele wertvolle Informationen, die Sie ihrem Ziel zu besserem gesundheitlichen Wohlbefinden näherbringen. Also immer erst informieren, dann kaufen.

Bleibt eine spürbare Wirkung aus, dann versuchen Sie das Präparat eines anderen Herstellers und achten Sie auf wahrnehmbare Unterschiede. Experimentieren Sie mit der Dosierung und nehmen Sie die Verzehrsempfehlung als roten Leitfaden, über den Sie Ihre individuelle Wirkmenge finden.

Adressen und Bezugsquellen

Der Leserservice des Windpferd-Verlages hält eine aktuelle Liste mit Herstellern (insbesondere Versendern) von Nahrungsergänzungsmitteln, die in diesem Buch erwähnt sind, sowie weitere wichtige Kontaktadressen im Internet, für Sie bereit: Schauen Sie unter **www.windpferd.com**. Klicken Sie einfach auf „Adressen und Bezugsquellen". Dort finden Sie auch das gesamte Windpferd-Programm mit über 400 Buch- und Musiktiteln, Kalendern und Kartensets. Außerdem können Sie sich Ausschnitte aus unserer entspannenden und heilsamen Musik anhören.

Glossar

Adjulvans [auch: at'ju: ...] *das;* -, gr. ...nzien (auch: ..ntien) und ...ntia: ein die Wirkung unterstützender Zusatz zu einer Arznei (Med.)

Alkalloid *arab.; g das;* -s, -e: eine der bes. in Pflanzen vorkommenden, vorwiegend giftigen stickstoffhaltigen Verbindungen basischen Charakters (Heil- u. Rauschmittel)

Dilulitlon *die;* -, -en: Verdünnung (Med.)

galenische Arzneimittel (Galenika) [nach dem Arzt Galen], Arzneizubereitungen aus Drogen, die z. B. als Extrakte und Tinkturen die Wirkstoffe in ihrer natürl. Zusammensetzung enthalten.

Glykoside [griech.], große Gruppe von Naturstoffen und synthet. organ. Verbindungen mit einem Kohlenhydrat- und einem

Nichtkohlenhydratbestandteil (*Aglykon,* Genin). Das Kohlenhydrat kann über ein Sauerstoffatom *(O-Glykoside)* oder ein Stickstoffatom *(N-Glykoside)* an das Aglykon gebunden sein. Die meisten in der Natur vorkommenden G. sind O-Glykoside, die wichtigsten N-Glykoside sind die Nukleoside, die Bestandteil von Nukleinsäuren und Koenzymen sind.

Hypoglykämie (Glukopenie), Verminderung des Blutzuckergehaltes unter 40 bis 70 mg pro 100 ml Blut;

z. B. bei Enthaltung von Nahrung, Insulinüberdosierung, Erkrankungen der Leber, der Bauchspeicheldrüse und Schilddrüse oder Funktionsstörungen der Nebennierenrinde.

Malignität [lat.], in der *Medizin* Bösartigkeit, bes. von Tumoren

Der Autor – Hendrik Hannes

Hendrik Hannes wurde am 09.10.1966 geboren und wohnt in München. Als Waage, Aszendent Wassermann, lebt er

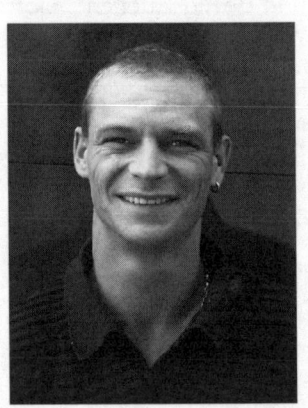

in seinen eigenen Grenzen und einem weitestgehend autarken Umfeld, aus dem er Inspirationen und Kraft schöpft. Seine Hauptinteressen gelten der menschlichen aber auch tierischen Psyche sowie den gesellschaftlichen Sozialstrukturen und deren Funktionsweisen. Nachdem er 1990 seine ehrenamtliche Tätigkeit als Sucht- und Lebenshelfer aufnahm, entwickelte sich daraus das Ziel, den Körper und seine ganzheitlichen Gesundheitsmechanismen zu verstehen und positiv zu beeinflussen. Darauf aufbauend gründete er mit seiner Familie 1991 (Mutter Renate und Bruder Markus) einen Naturversand und setzte sich intensiv mit Naturheilern aus der ganzen Welt auseinander, was nur einem Ziel dienen sollte, nämlich die enormen Selbstheilungskräfte eines jeden Menschen zu aktivieren. Die gründliche und leidenschaftliche Diskussion und der Mut, neue Wege zu gehen, machten die Familie Hannes zu aktiven Mitgestaltern eines neuen Marktes. Mit der Einführung und Publizierung beispielsweise von Lapacho Tee, Catuaba oder Cat's Claw u. v. m. konnten deutliche Zeichen gesetzt und vielen Menschen geholfen werden. Mit dem Wissen, daß es dem Menschen nicht bestimmt ist, krank zu sein, versucht die Familie Hannes, sich der Geschenke der Natur zu erinnern, um damit auf ganzheitlicher Basis die Gesundheit wiederzuerlangen, beizubehalten und auszubauen, damit der Mensch fit und bewußt sein Leben genießen kann.

Windpferd Gesundheits-Titel zur Vertiefung einzelner Themen

Algen:
Marianne E. Meyer, **Spirulina – das blaugrüne Wunder**, die sensationellen Heilwirkungen der natürlichen Mikroalge bei Immunschwäche, Infektionen, Anämie, Allergien, Krebs, Aids und vielem mehr, 168 Seiten, Paperback, ISBN 3-89385-230-1
Marianne E. Meyer: **Fit mit dem blaugrünen Lichtträger Spirulina**, ca. 144 Seiten, Paperback, ISBN 3-89385-267-0

Ananas:
Barbara Simonsohn, **Die sagenhafte Heilkraft der Ananas**, Ein ganzheitliches Gesundheits-Handbuch, 192 Seiten, Paperback, ISBN 3-89385-268-9

Cat's Claw:
Hendrik Hannes, Walter Lübeck, **Cat's Claw**, Roter Katzenklauen-Tee, der beliebte Heiltee und seine Stärken im Kampf gegen Viren und Entzündungen sowie in der Krebsprophylaxe, ca. 128 Seiten, Paperback, ISBN 3-89385-327-8

Gerstengras: Barbara Simonsohn, **Gerstengrassaft – Verjüngungselixier und naturgesunder Powerdrink**, 160 Seiten Paperback, ISBN 3-89385-298-0

Grapefruitkern:

Shalila Sharamon, Bodo J. Baginski, **Das Wunder im Kern der Grapefruit**, Die Geheimnisse des Citrus paradisi, Das praktische Handbuch zur Anwendung bei Infektionen, Entzündungen, Mykosen, Allergien und vielem mehr, 192 Seiten, Paperback, ISBN 3-89385-161-5

Shalila Sharamon, Bodo J. Baginski, **Heilen mit Grapefruitkernextrakt**, Das praktische Gesundheitsbuch mit allen Anwendungen von A - Z, Neue Erkenntnisse, Einsatzmöglichkeiten und Erfahrungsberichte, 192 S., Paperback, ISBN 3-89385-184-4

Grüntee:

Walter Lübeck, **Grüner Tee – heilkräftiger Genuß**, das aromatische Heilgetränk für Körper, Geist und Seele, Neueste Forschungen, uralte Erfahrungen und die besten Rezepte zum Trank der Weisen, 102 Seiten, Paperback, ISBN 3-89385-229-8

Runjin Wu, Dr. Erika Alice Haase, **Die Heilkraft Chinesischer Tees**, Zubereitungen und Heilanwendungen, ca. 140 S. , Paperback, farbig, ISBN 3-89385-307-3

Guarana:

Walter Lübeck, **Guarana – das Energieelixier**, Die gesunde Variante der Anregung», 64 S, Paperback, ISBN 3-89385-300-6

Johanniskraut:

Sylvia Luetjohann, **Johanniskraut – Licht für die weibliche Seele**, 96 Seiten, Paperback, ISBN 3-89385-225-5

M. Jünemann, S. Luetjohann, **Die drei großen Heiler** – Teebaum, Johanniskraut, Schwarzkümmel, 176 Seiten, Paperback, ISBN 3-89385-194-1

Lapacho:

Walter Lübeck, **Das Lapacho-Handbuch**, Der Heiltee der südamerikanischen Indianer, 64 Seiten, Paperback, Paperback, ISBN 3-89385-272-7

Walter Lübeck: **Heilen mit Lapacho-Tee**, Die Heilkraft des göttlichen Baumes», 144 Seiten, Paperback, ISBN 3-89385-222-0

L-Carnitin:

Walter Lübeck, **L-Carnitin – Ein Fitmacher ganz besonderer Art**, 88 Seiten, Paperback, ISBN 3-89385-271-9

Maitake:

Frank-Daniel Schulten, **Ling Zhi – König der Heilpilze**, Der chinesische Reishi – göttlicher Pilz der Unsterblichkeit, 88 Seiten, Paperback, ISBN 3-89385-296-4 (ein Kapitel zu Maitake)

Pai Mu Tan Tee:

Runjin Wu, Dr. Erika Alice Haase, **Die Heilkraft Chinesischer Tees**, Zubereitungen und Heilanwendungen, ca. 140 Seiten, Paperback, farbig, ISBN 3-89385-307-3

Papaya:

Barbara Simonsohn, **Papaya – Heilen mit der Wunderfrucht**, Ein ganzheitliches Gesundheitshandbuch. Gesund und fit mit der sagenhaften Heilkraft der Zauberfrucht. 216 Seiten, Paperback, ISBN 3-89385-228-X

Pu-Erh Tee:

Walter Lübeck, **Pu-Erh-Tee richtig anwenden**, Was der Tee Yunnan wirklich kann, ca. 64 Seiten, Paperback, ISBN 3-89385-326-X

Sanddorn:

Sylvia Luetjohann, **Sanddorn – Die starke Frucht mit dem heilsamen Öl**, 112 Seiten, Paperback, ISBN 3-89385-269-7

Schwarzkümmel:

Sylvia Luetjohann, **Das große Schwarzkümmel-Handbuch**, 176 Seiten, Paperback, ISBN 3-89385-221-2

Stevia:

Barbara Simonsohn, **Stevia – sündhaft süß und urgesund**, Eine Alternative zu Zucker und Süßstoffen, ca. 160 Seiten, Paperback, ISBN 3-89385-310-3

Teebaum:

Cynthia B. Olsen, **Die Teebaumöl Hausapotheke**, 128 Seiten, Paperback, ISBN 3-89385-138-0

Susan Dury, **Die Geheimnisse des Teebaums**, 128 Seiten, Paperback, ISBN 3-89385-073-2

Therapeutischer Index

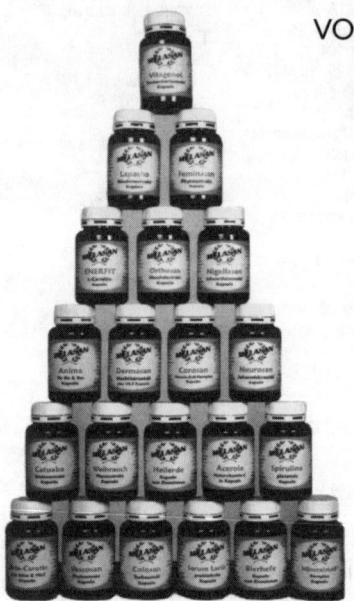

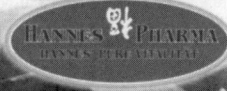

UNTER DEM HIMMEL

PRODUKTE AUS DER NATUR

Direktvertrieb • Groß- und Einzelhandel

Auszug aus unserem Lieferprogramm

Aloe Vera
Frischpflanzensaft aus biolog. Anbau mit IASC-Gütezertifikat   1 Liter   DM 35,90

Aloe Vera Hautgel

– natur	200 ml	DM 19,90
– mit Lemon	200 ml	DM 19,90
– mit 10 % Jojobaöl	200 ml	DM 23,90

Schwarzkümmel (Wildwuchs, Ägypten)

– Öl	50 ml	DM 14,90
– Kapseln á 500 mg	60 Stk.	DM 21,90

Acerola – das natürliche Vitamin C

– Lutschtabletten ohne Zucker á 350 mg	120 Stk.	DM 19,90
– Kapseln á 500 mg	100 Stk.	DM 21,90
– Pulver (17 % reines Vitamin C)	100 g	DM 19,90

Lapacho (Wildwuchs, Brasilien – aus 100 % innerer Rinde)

– Tee	250 g	DM 19,90
– Konzentrat	50 ml	DM 13,90

Stevia-Tee – der pflanzliche Zuckerersatz ohne Kalorien

– Tee (Wildwuchs, Brasilien)	100 g	DM 14,90

Pu Erh Tee – beste Qualität, rückstandsfrei mit Analyse

– Tee (dieses Angebot gilt solange der Vorrat reicht)	500 g	DM 45,00

Coenzym Q 10

– 30 mg Coenzym Q 10 rein, 90 Kapseln		DM 39,90

Auszug aus Preisliste Nr. 4 vom 18.06.99. Mit Erscheinen einer neuen Preisliste verliert die alte Preisliste ihre Gültigkeit. Lieferung zzgl. Porto und Verpackung. Bitte Komplettpreisliste anfordern.

Händleranfragen erwünscht

UNTER DEM HIMMEL • Produkte aus der Natur • Direktvertrieb • Groß- und Einzelhandel
Elke Schnell • Hasselbergweg 2 • 34593 Knüllwald

Tel.: (05685) 93 00 73 • Fax: (05685) 93 00 75